森下敬一

血液をきれいにして病気を防ぐ、治す

50歳からの食養生

JN229780

講談社＋α新書

はじめに

私はお茶の水クリニックを一九七〇年に開院し、以来、自然医学による診療を行ってきました。現代医学で「治すことができない」とされた末期ガン患者さんをはじめ、多くの難治病患者を快癒に導いてきたのですが、その私の立場から見ても、最近、若くして病《やまい》に倒れる方が多いように思えてなりません。

二〇一五年九月、女優の川島《かわしま》なお美《み》さんが胆管ガンという病気で亡くなられました。享年五四歳。その若さと急な訃報《ふほう》が、多くの方の涙を誘いました。

人生八〇年、九〇年ともいわれる中、まだ「働き盛り」の五〇代、六〇代で亡くなられる方が、著名人にもたくさんおられます。ここ数年を見るだけでも、ロサンゼルスとソウルオリンピックで金メダルを獲得した柔道の斉藤仁《さいとうひとし》さんは、やはり肝内胆管ガンで二〇一五年一月に亡くなられました。まだ五四歳でした。オペラ歌手の中島啓江《なかじまけいこ》さんは二〇一四年一一月、呼吸不全のため五七歳で逝去《せいきょ》されました。

歌手のジョニー大倉《おおくら》さんは肺炎のため六二歳で（二〇一四年一一月没）。「ドカベン」の愛称で親しまれた元プロ野球選手・香川伸行《かがわのぶゆき》さんは、心筋梗塞《しんきんこうそく》のため五二歳で亡くなりました（二〇一四年九月没）。

「りえママ」こと女優・宮沢《みやざわ》りえさんの母・宮沢光子《みつこ》さんは肝腫瘍《かんしゅよう》のため六五歳で（二〇一四年九月没）。個性派俳優・蟹江敬三《かにえけいぞう》さんは胃ガンのため六九歳で（二〇一四年三月没）。タレント・やしきたかじんさんは、食道ガンのために六四歳で亡くなっています（二〇一四年一月没）。

ミュージシャンの大瀧詠一《おおたきえいいち》さんは解離性動脈瘤《かいりせいどうみゃくりゅう》のため六五歳で（二〇一三年一二月没）。直木賞作家の連城三紀彦《れんじょうみきひこ》さんは胃ガンのため同じく六五歳で（二〇一三年一〇月没）。女優の坂口良子《さかぐちりょうこ》さんは、横行結腸《おうこうけっちょう》ガンなどのため五七歳で亡くなりました（二〇一三年三月没）。

さらに、歌舞伎界では一〇代目坂東三津五郎《ばんどうみつごろう》さんが膵臓《すいぞう》ガンのため五九歳（二〇一五年二月没）、一二代目市川團十郎《いちかわだんじゅうろう》さんが肺炎のため六六歳で（二〇一三年二月没）。同じく一八代目中村勘三郎《なかむらかんざぶろう》さんが食道ガンになり、結果として急性呼吸窮迫《きゅうはく》症候群のため亡くなったのは五七歳の若さでした（二〇一二年一二月没）。

最近のニュースを辿《たど》るだけでも、実に多くの方が「まだこれから」という年齢で亡くなられている事実に驚かされます。一般の方々の中にも、同じような状況が起きているのではないかと危惧《きぐ》します。「医学は進歩した」とか「最近はガンも早期発見すれば治るようになった」などといわれるにもかかわらず、若くして亡くなられる方があまりに多すぎます。

しかし、ヒトはなぜガンなどの病気になるのでしょうか。

実は、病気や体調不良の原因は、すべて「血液」にあります。そして、そこには必ず食生活が関係しています。

生体というものは、日々口にする食べ物から血液ができ、血液から体細胞がつくられています。このプロセスに基づけば、逆に食事を変えることで身体の細胞を活性化して病気を避けたり、病気の原因となった血液の汚れをきれいにして、治したりすることができるということでもあります。

しかし現代の医学では、すぐに検査数値に頼り、病気を早期発見すれば化学合成されたクスリを飲ませようとします。それは現代医学の大きな間違いです。私が提唱し、また四〇年以上にわたって実践してきた「森下《もりした》自然医学」では、ガンに限らず病気はクスリを使わず治療します。

クスリが病気を根治《こんち》させることはありません。「効果がある」とされているクスリにしても、副作用があることを忘れてはなりません。たとえば、抗うつ剤の副作用で、かえってうつ症状を継続させてしまうこともあります。また、体内に異物を入れるのですから、「薬害」もあります。

しばらく前にノバルティスファーマという大手の製薬会社が薬効データを捏造《ねつぞう》して告発された事件がありました。これは「ディオバン」という高血圧治療薬の薬効があるかのように研究データを装《よそお》って販売していたものでした。「商売」のために、そもそも効果のはっきりしないクスリが多く世に出回っているのも、悲しいことですが現実です。

これらの点を考えると、救急の場合や緊急に症状を抑える必要がある場合は別にして、クスリは病気を治すどころか、むしろ病気をつくりだしているともいえます。そんなクスリよりも、食べるものを変えることで血液の汚れを解消して細胞を活性化させ、病気を治していこうというのが森下自然医学の考え方です。

森下自然医学では、ほとんどの病気の原因を「血液の汚れ」と捉《とら》えます。逆にいえば、血液を正常な状態に保てば病気を予防できますし、病気になったときもドロドロになった血液を浄化することで身体を細胞レベルから回復できると考えます。

もっと端的にいえば、「適塩・玄米食」で病気を治療します。ただし、これは栄養療法のようなものではなく、正しくは「新陳代謝療法《しんちんたいしゃ》」だと考えてください。

最近の言葉でいえば〝ファスティング〟であり、〝断食近似療法〟だといえます。

適切に塩分を摂《と》り玄米食に切り替えることにより、ゆるやかな断食状態をつくりだし、身体から有害な物質を排出して血液をきれいにすることができます。そうして血液が正常な状態に戻れば、数ヵ月もせずに病気や体調不良の多くが快癒していくのです。

いずれにせよ慢性病やガンの根本原因は、汚れた血液からできた細胞の機能不全だとまず覚えてください。


とくに現代人は、昔と比較して化学合成されたクスリ、食品添加物などの化学物質を含んだ加工食品をたくさん摂取するようになり、血液を汚すようになりました。

思い出してみてください。五〇代、六〇代以上の方々が子どものころは、口にする食べ物はほとんどが、近隣の田畑で収穫されたり近くの市場や八百屋、魚屋さんで手に入れた新鮮な食材で、母親が手ずから調理したものだったはずです。冷蔵・冷凍技術や加工技術がいまほど発達していませんでしたから、新鮮な食材を、傷《いた》む前に、昔ながらの自然に近い調理法で料理し、食べるほかなかったのです。

ところがいまや、多くの人は誰がつくったのかもわからないものばかり口にしています。スーパーマーケットのお惣菜《そうざい》どころか、毎食が外食だという人も多いはずです。もはや人ではなく、機械やロボットが工場でつくっているものを食べることが当たり前になっています。毎日の食生活を振り返ってみれば、血液が汚れないほうがおかしいとうなずけるはずです。

昔の日本の食卓に上っていたご飯、味噌汁、副食の魚や野菜、漬《つ》け物といった食品は血液を汚しませんでした。細胞を正常に機能させるような食べ物を日本人は食べていたのです。そうした食べ物を積極的に摂れば、血液が汚れにくくなるだけでなく、汚れた血液もきれいになって細胞が健康になり、病気を防ぐことができるようになります。さらには、病気を治すこともできるのです。

こんな話をすると、一般にいわれている医学常識とあまりに異なるので疑問を抱く方もいるかもしれません。しかし、すべて私のクリニックで長年にわたって診療活動をしてきた実績に基づく話です。

お茶の水クリニックではクスリを使わず、食事療法で病気を根治させています。その診療現場から見えてきた〝真実〟をお話ししています。また、血液をきれいにすれば病気にならずに長寿になる仕組みは、本書の中で詳しく紹介していきますが、世界中の長寿郷も同様の食生活をしていることは、それが正しいことを証明しています。

私はすでに四〇年以上前に、このことを発見・提唱してきましたが、なぜか日本の医学界は長年にわたって私の主張を黙殺し、「食事で病気が治る」という考え方を異端視してきました。ところが、近年では、予防医学に注目が集まって「病気にならないことこそ大切」という考えも浸透しつつあります。そのために、何を食べるべきか、または、何を食べたらいけないかの知見も集まりつつあります。私がかねて提唱してきたように、食事によって病気にならないようにしようというわけです。

ただ、この考え方は、日本人にとっては新しいものでもなんでもありません。

たとえば、日本には古来「食養生《しょくようじょう》」という考え方があります。これは「食べ物で生命を養《やしな》う」と書きます。食べるものに気をつけることで、身体の自然治癒力を高め、病はもとより「未病《みびょう》」――現在は病気ではないが条件しだいでは発病に至る――さえも防ごうという考え方です。ここからもわかるように、日本人は、食と健康の関連性に昔から気づいていたのです。

江戸時代に貝原益軒《かいばらえきけん》は『養生訓《ようじょうくん》』を書きました。健康に生きていくための指南書《しなん》ですが、当時のベストセラーになりました。

最近では、食事で病気を治そうと考える医師も徐々に増え始め、手術や抗ガン剤によるガン治療を否定したり、食事療法でガンや生活習慣病、アレルギーなど種々の病気が治ると主張する一部の医師の著書などが注目されるようにもなっています。こうした本が支持されるのは、それだけ多くの読者のみなさんが現代医学や製薬会社、あるいは医者などへの不信の気持ちをお持ちだということの表れでしょう。

いずれも、従来型の西洋医学とは違ったアプローチであり、病気になってから治すのではなく、病気にならないような生き方を大切にして食事重視の提案をする点も共通しています。その先駆であり基盤ともなったものこそ「森下自然医学」なのです。

目指すのは、人生一〇〇年時代になったいま、多くの人々に元気で長生きしていただくことにほかなりません。

日本人の平均寿命は長くなったとさかんに喧伝《けんでん》されますが、実際には、健康で元気に活動できる期間を表す「健康寿命」はそれより一〇年も短いのです。つまり、人生の最後の時期に、寝たきりであったり、クスリ漬《づ》けになったりして、一〇年以上も過ごさねばならないのが私たち日本人の現実なのです。

そうならないために、人生の最期を迎えるその瞬間まで、健康で過ごすためには何をすればいいのか。とくに、これから人生の円熟期を迎える五〇代、六〇代の方々は、後半生をすこやかに、自分らしく生き抜くために何をなすべきなのか――。

その最終的かつ決定的アドバイスを、本書ではわかりやすく解説していこうと思います。

二〇一五年一二月

森《もり》下《した》敬《けい》一《いち》

◉目次

第五章　病気は「適塩・玄米食」で治る

序　章　クスリは病気を治すのか？

若くして亡くなるのは理由がある

さて、「はじめに」に書いたように、読者の周囲でも最近は五〇代、六〇代など、若くして亡くなられる方が多いと感じることが増えているのではないでしょうか。しかし、それはいったいなぜなのでしょうか。

その理由のひとつは、昔の人は現代人のように飽食《ほうしょく》でなく、むしろ空腹で断食に近いような食生活を経験した人がたくさんいたからだと考えられます。現代日本人は、肉など動物性タンパク質食品を多食し、塩分摂取が激減しています。また添加物など、化学物質の多い食品やインスタント食品などが食生活に占める割合が多くなっています。

その一方で、いまの日本人は、クルマに乗るなどして歩かないようになるなど、昔より運動量が減っています。また汗をかくことが減っているため老廃物を排出できず、体内に溜め込んでしまいます。こうしたことから、体力や代謝《たいしゃ》機能なども含めた本当の意味での体質（身体の健康度）は、現代日本人は昔より衰《おとろ》えている、というのが森下自然医学の考え方です。

こういわれて思い当たるフシのある方も多いはずですが、この現象について、もう少し説明しましょう。

昔に比べ、若くて元気なはずの世代の人が亡くなってしまう理由として、環境の悪化や有害化学物質のせいであると指摘されます。確かにそれもありますが、私にいわせれば、そのいちばんの原因は肉を多食することにあります。なぜなら、肉を食べると、身体に毒となる老廃物がゴッソリと体内に残されてしまいがちになるからです。結果、体内を巡《めぐ》る血液もたいへんに汚れてしまいます。

現代人は動物性タンパク質の過食

私は、東京の「お茶の水クリニック」で四〇年以上にわたってガンをはじめ腎臓病、肝硬《かんこう》変《へん》など、現代医学で難治とされるさまざまな慢性病を治療してきました。毎日何十人と来院される患者さんに対し、初診時にはこれまでの食生活を尋ねますが、ほとんどが動物性タンパク質食品を過食していることがわかります。

そうした患者さんの内臓機能検査を行うと、消化管、肝臓、腎臓の機能障害と自律神経《じりつしんけい》の失調を示していることが大半です。ガンとか喘息《ぜんそく》とか、外に現れる病状はいろいろですが、共通して消化管、肝臓、腎臓、自律神経機能を衰えさせてしまうのが動物性タンパク質食品の過食といえます。

食べ物の好みや食習慣が変わると、血液の性状が変化し始めます。たとえば菜食者の血色素へモグロビンは赤くて、きれいな血液の色であり、粘《ねば》り度が低くてサラサラしています。ところが、肉食者の血液は粘り度が高くネバネバしています。

同じ日本人でも、玄米菜食を好む人と肉食が好きな人とでは血液性状が異なります。甘いものが好きな人も、血液性状は違ってくるのです。こうした血液の状態に、影響を受けないという人間はいません。

また血液の質によって、体細胞の質もよくなったり悪くなったりします。たとえば体細胞の質が悪くてアレルギー体質や、その他の病弱体質になっている人も、食べ物でよい体細胞がつくられるようになれば、健康な体質に変わっていきます。

逆に、肉を過食して血液性状を狂わせると病弱になるうえ、判断力の低下など精神面の機能障害も引き起こされます。

肉食の害は本当にこわいものなのです。この問題ついては、第二章で改めて詳述していきます。

基礎体力が低下した日本人

動物性タンパク質食品を過食すると、しっかり運動をしている人は別として、身体を動かさず汗かかずの現代人は、新陳代謝《しんちんたいしゃ》がうまくいかないため、血液の汚れが蓄積されてしまいます。それが結果的に、若くして亡くなったりすることにつながってしまいます。

現代日本人は体型だけは立派になったものの、本当の意味での体力は衰えています。それは食生活が洋風化され、とりわけ動物性タンパク質食品の摂取が増えている影響だと私は考えています。

塩分摂取の減少もまた問題です。昔の日本では、いまのように肉を多食しませんでした。日常の副食としては、たいてい味噌汁、漬《つ》け物、魚の塩焼きなどが並ぶのが普通でした。塩分の一日平均摂取量は当時二〇～三〇グラムだったのです。

これに対して、「塩分摂取が多すぎる」として減塩指導が行われてきたのですが、じつは日本人は減塩する必要などありません。欧米人は肉食が中心で、肉自体が強塩食ですから塩分摂取が過剰になりやすいのですが、食生活が異なる日本人は欧米並みに減塩する必要がない点を見逃しています。

これ以外にも、ご飯を食べないようになり米の消費が減っています。お米の一人あたりの消費量は、この半世紀で半減しています（農林水産省調査）。また、インスタント食品やファーストフードばかり食べるなど、最近の日本人の食生活はメチャクチャになっているといってよいでしょう。

食生活が乱れた現代の日本人に比べると、むしろ、いつもお腹をすかせていた戦中派世代のほうが体質はよかったのです。たとえば、日本の長寿村といわれた地域では、戦後生まれで豊かな食を享受《きょうじゅ》した世代が早死にして、窮乏《きゅうぼう》の中で育った長老世代がその葬式を営《いとな》むケースが増えています。若い世代のほうが体質が弱ってきているひとつの例証です。

一般に、戦中派世代のほうが病気になりにくく、病気になっても比較的簡単に治るのは、基礎体力があるからでしょう。

彼らは、成長期に十分な食物を得ることが難しい環境を生き抜いてきました。現代栄養学の考えによれば、成長期に十分な栄養が得られないと体質は弱いはずなのですが、そうではありません。現実には、空腹状態を体験した世代がむしろ健康、長寿なのです。

そのほかにも、昨今は若い世代の母親の体質が悪化した影響で、生まれる子どもが軟弱体質になるような現象も見られるようになりました。

こうした現象と病気との関係のメカニズムは、この本で詳しく説明していきますが、いくつかの実例を見るだけでも、若くして亡くなられる方が多くなったのには、それなりの理由があることがおわかりいただけるはずです。

病気は原因から治す

現代医学は、病気の根本原因を解明することなく根本治療もしてくれません。そして、

「クスリ漬《づ》け医療」などという言葉があるように、すぐに大量のクスリを投与しがちです。

少し血圧が高めだったら降圧剤、コレステロールがやや高めでもコレステロール値を下げるクスリを飲まされます。中高年ともなれば、多くの種類のクスリを常用しているのが普通です。一〇種類以上ものクスリを飲まされている人も珍しくありません。

しかし、一般にクスリは、症状を一時的に和《やわ》らげるだけであって根本の治療にはなりません。風邪がよい例です。クスリを飲んでも熱を下げたり咳《せき》を止めたりするだけで、原因と見なされているウイルスをやっつけて風邪自体を治してくれるわけではありません。このため、風邪を治すには「寝ているのが一番」などといわれます。

本来、病気を根治《こんち》するためには、その病気がどうして起こっているのか、その根本の原因を解明して対策を取ることが必要です。症状を和らげるだけのクスリなどはいらないのです。

ところが現代医学では、そもそも原因が解明されていない病気も少なくありません。たとえば腰痛など身体のさまざまな部位に痛みを発する病的症状は、結局のところ、ほとんどが「原因不明」とされて、治すことは困難です。

その最たるものがガンです。

ガンは、血液の汚れが原因で起こる病気ですが、現代医学では「細胞が〝突然変異して〟

ガン細胞になる」などと説明されています。〝突然変異〟という言葉自体が、そもそもの原因や実態がわかっていない証拠です。原因不明をカムフラージュして〝突然〟〝変異〟と表現しているにすぎません。

にもかかわらず、現代医学では手術をしたり放射線を当てたり、抗ガン剤などのクスリを投与したりしてガンを治療しようとします。しかし、私にいわせれば「ガンの原因を正しくとらえていない的外れな治療法」でしかありません。だからこそ近年、「最新の治療法が登場して治るガンが増えた」とか、「五年生存率が向上した」とかいわれるわりには、すっきりしたガンの完全治癒は見られないのです。それどころか、「二人に一人がガンになる」といわれる状況も改まりません。

ガンを悪化させる現代医学

森下自然医学では、ガンという病気は「血液の汚れを原因とする全身病である」と考えます。したがって、現代医学のように外科手術などで患部だけ取り除いても、原因である汚れた血液を放置したままでは治らない、というのが森下自然医学の考えなのです。

放射線治療や抗ガン剤にいたっては、逆にガンを悪化させてしまいます。ご承知のように、放射線は健康な細胞のＤＮＡをも傷つけ、かえってガンのリスクを高めます。発ガン性がある、ということです。また抗ガン剤は、ガン細胞に働きかけるだけにとどまらず、周辺の健康な細胞にまでダメージを与えます。

ガンの話に限りません。一般にクスリに副作用は付き物です。効果だけがあって、安全無害などということはまずありえません。こうした副作用などのリスクが治療効果を打ち消すほど大きいクスリは、飲んでも病気が改善することはないでしょう。

飲んでも病気が改善しないクスリが多数あることが次々明らかになっている昨今です。代表的なものは血圧を下げる降圧剤です。降圧剤で血圧を下げても、治療をしなかったグループと比較して延命効果があるとは実証できなかったとする研究データが判明しています。クスリはけっして病気を治さない——根治しないのです。

現代医学は、基礎理論にたくさん問題があります。問題点はこの本で数々指摘していきますが、私はとくに一九五〇年から一九七〇年の血液生理学教室時代に非常に多くの実験・研究に携《たずさ》わりました。その結果、現代西洋医学は使えない、ダメだと開眼し、自然医学の道に転進しました。

その問題のひとつこそ、いま見たように、早期発見・早期治療に効果がないことです。早期発見という名目で、検査値がちょっとでも悪ければすぐクスリを投与し、かえって副作用を引き起こしたり、薬害をまき散らしたりしています。そうして製薬会社は莫大な利益を上げるのです。

副作用リスクや薬害の存在も考えると、クスリで病気が治るよりも、クスリで健康が損《そこ》なわれるリスクのほうがはるかに大きいといえます。現代医学では、検査で病気を早期発見し悪化させ、そして早死にさせているともいえるのです。

クスリは薬毒を持っている

抗ガン剤をはじめとする化学薬剤すべてに「薬毒」があります。薬毒は、血液を汚す毒素の中でもいちばんタチが悪いのです。いわゆる〝悪い食事〟による毒素である「食毒」などより、クスリの毒素のほうが体外に出すのにはるかに膨大《ぼうだい》な時間がかかります。

薬毒は、体細胞に結びついたらなかなか細胞からはがれませんし、身体の外には出ません。したがって、抗ガン剤などの強いクスリを身体に入れれば、薬毒で全身が汚染されてしまいます。

そのほか、抗生物質やステロイドと呼ばれる副腎皮質《ふくじんひしつ》ホルモンも細胞質との結びつきが強く、薬毒の解毒《げどく》は簡単ではありません。血液を汚し、健康に悪影響を及ぼします。

現代医学の医者は、たとえクスリの効果を信じているのだとしても、そのように身体に影響があるクスリを身体に入れて、クスリが身体に作用した後はどうなると考えているのでしょうか。「そのうち、自然に体外に出てしまう」などと考えているのか、クスリの悪影響には無関心です。

これは、とんでもないことです。薬毒は身体の中を回遊して、病気に冒《おか》されていなかったきれいな部分まで汚染していきます。何ヵ月も、何年も、いや何十年も、薬毒は身体から出ていかないのです。

八〇年経っても消えない薬毒

しばらく前に、私自身も薬毒のタチの悪さを実感した経験があります。血尿が出たので、信頼できる機関で調べてもらったところ「アスピリン成分が出た」といわれたのです。

しかし、どう考えても、アスピリンなんて飲んだ記憶がありません。その後、思い出したのは、八〇年以上も前の小学生になる直前のことです。そのころに腎臓病にかかって、アスピリンとアミノピリンを飲んだことを思い出しました。

私はすでに八〇代後半です。当時から八〇年以上も経っています。しかも五〇年来、私は食事を玄米菜食にしています。後で説明しますが、玄米菜食を徹底したり、長期に断食したりすれば、薬毒は身体から出ていきやすくなります。

ということは、長期間、排毒的食生活を実践してきたにもかかわらず、幼少期の薬毒までは手が届かず、アスピリンの毒は残っていて、人生の終わりに近づいた最近の腎臓から出てきたわけです。薬毒とは、そのように長期にわたって身体に残存します。

クスリは病状を抑えるだけです。一方で副作用があり、それ自体が薬毒を持っています。そんなクスリに頼るよりも、病気を根本から治すには〝ファスティング〟で汚れた血液をきれいにして身体を正常な状態に戻すべきです。

食べ物でつくられた身体は食べ物で治します。汚れた血液を食事で正常に戻して病気を治すのです。このように大きく考え方を転換する必要があります。

しかし、なぜ現代医学は「食事が病気を治す」ということを認めたがらないのでしょうか。その点が自然医食療法と現代医学の大本《おおもと》のところの違いなのですが、次の章では、その根本的な話から始めることにしましょう。

第一章　風土が違えば病気も異なる

食べたものの結果が「人間」

まずなにより、人間が「健《すこ》やかに生きる」ためには何が必要か、ということを考えていただきたいのです。結論を先にいえば、それは、「質のよい血を造り元気な細胞を育てる」ことです。この本では、そのために「何をすべきか」「その理由は何か」を解説し、行動・実践に移せるようにしたいと思います。

最近の言葉でいえば、具体的なソリューションです。その本質的な解決策について述《の》べるためには、食事の話からスタートする必要があります。

人間は、食べなければ生きられないからです。しかも、食事によって人間は多大な影響を受けているからです。

なぜ人間は、太りたくないのに太ってしまうのか。病気になりたくないのに体調不良になり、慢性病になるのか。さらには、なりたくないガンになってしまうのか。その原因をたどっていけば、すべて「食」に行き着きます。

そのため、食事が病気や肥満をつくりだすこともあれば、健康をもたらすこともあるわけです。食べたもののつくりだした結果が、あなたの〝その状態〟なのです。

言い方を換えれば、「人間は食べ物によってつくられている」、つまり「食べ物に食べられている」存在だともいえます。それほど「食べる」ということの生態学、生物学の中の位置づけは重要です。

「風土」と「食生活」

現代の日本では、お金さえあればどんな食べ物でも買えるようになっています。世界中のありとあらゆる食材・料理が手に入り、一九七〇～八〇年代以前には考えられなかったような遠い外国の食べ物でも食卓に普通に並ぶようになっています。

そこで考えていただきたいのは、その食物、たとえば野菜や穀物の育った気候や土壌などの「風土」のことです。

その国その土地の風土によって栽培しやすい植物は異なります。また、これまでの人類の歴史では、風土の違い、農業の違いが人間の暮らしや食生活に大きな影響を与えてきました。本来、風土と農業と食生活は密接に関連しているのです。

たとえばヨーロッパ、とりわけ北欧的風土と、東南アジアの風土は大きく異なります。ヨーロッパは、おおむね寒冷で乾燥した気候です。土壌はアルカリ性です。これに対して、アジアは高温多湿で酸性土壌です。このため、それぞれ育つ植物が違ってきます。

ヨーロッパでは牧草ができますが、野菜はそれほどできません。このため、農業は牧畜主体となりました。農産品は肉や牛乳などが中心になり、あとは小麦からパンをつくったりするようになりました。

一方アジアでは、水田で米をつくり、畑で野菜をつくる農業が中心になっています。土地が狭《せま》くても工夫して棚田《たなだ》をつくったりするのですが、それは気候に合わせた優れた方法といえます。その結果、米を主食にして、野菜も豊富に食べる食生活になりました。さらに、海岸線が長い島国では、魚介類も多く食してきました。

このように、片や「パン、牛乳、肉」で、一方は「米、野菜、魚」中心の食文化を発達させていったのです。ヨーロッパとアジアでは、まったく対照的な食生活になっています。これは、風土と農業と食生活が密接な関連性を持っていることの表れです。また、それと同時に、日本人の身体はそうした食生活をもとに形づくられ、それに適合した体質になっていったと考えられます。まさしく食物（＝フード）は風土なのです。

やむを得ず肉食を始めた西洋人

風土・農業・食生活が東西で大きく異なるという事実は、人々のものの考え方にも影響を与えます。この「考え方の違い」は、たとえば日米関係やＴＰＰ（環太平洋経済連携協定）の交渉などを複雑化させる要因のひとつでもあります。そこで、大きく東洋と西洋について整理しておくことにします。

ヨーロッパの気候風土についてはすでに述べましたが、緯度が高く日照時間は短く、寒冷で農耕生活には条件の悪い土地でした。農作物に恵まれなかったため、西洋人の先住民たちは木の実など堅果類《けんかるい》を食べるほかに、動物を捕らえたり家畜化したりして肉食することを覚えました。

このように人間は、農耕を始めて以降は穀物や野菜を食べる穀菜食なのですが、西洋では寒冷地が多く、くり・クルミなど堅果類を摂取するほか、「やむを得ず」肉や乳製品でタンパク質を摂《と》るようになったことを知っておく必要があります。

これに対して東洋は事情が異なっています。アジアの気候風土については、先述したように、恵まれた自然が農作物をすくすくと育ててくれます。したがって肉食に頼る必要がなかったのです。

人間は狩猟《しゅりょう》・採集の時代を経て、農耕を始めたことで、より健康になり、より長寿になりました。効率面から見ても、狭い土地を牧場にして家畜を飼い、それを食料とするよりも、農作物をそのまま食料とし、備蓄して飢饉《ききん》などに備えるほうが効率のよいことを、先人たちは経験に学んだのだと考えられます。

アジアの中でも、ことに日本では稲作が盛んになりました。狭い日本の土地では米づくりが最も効率的だったからです。

日本で古くから肉食があまりなされなかった理由として仏教の戒律《かいりつ》などを指摘する人もいますが、それよりも単に、家畜の飼育に大量の穀物が費《つい》やされるような不経済な肉食中心の食生活を拒否する賢明さを持っていたのでしょう。米を中心に野菜や魚介類を食するという食習慣は、自然に恵まれていたために確立されたのです。

食生活が考え方の違いを生む

この東西の気候・風土による食生活の違いは、ものの考え方や生活様式においても大きな違いをもたらしました。たとえば西洋人は論理的、科学的、分析的ですが、東洋人は情緒的、感覚的、総合的です。自然を人間の対立物と見なして常に挑戦的な西洋人に対して、東洋人は自然と融和《ゆうわ》して暮らそうとします。

東洋人の中でもとくに日本人は、西洋にあこがれる気持ちを持ってしまいがちです。しかし、西洋は日本とは違うのです。〝石の文化〟と〝木の文化〟という違いだけでなく、西洋建築は屋外と屋内をハッキリ区別して厚い壁で区切ります。日本建築では、内外の区別を曖《あい》昧《まい》にしようとして渡り廊下や屋内庭園を配し、自然と人工物の調和を図《はか》ったりします。じつに対照的です。

さらにいえば、家の設備にしても西洋式は日本式とは異なります。たとえば風呂です。肉食すると老廃物が大量に出ます。体臭《たいしゅう》も強く、風呂に入ると老廃物は皮膚から垢《あか》となって出ます。このため、西洋ではシャワーで身体を洗い流したり、浴槽《よくそう》に入る場合は一回ごとに湯を取り替えるシステムになっていたりします。浴槽も、垢を吸収しないようなタイルなどの素材が用いられるわけです。

日本の風呂は家族全員で湯を替えずに入ります。冷たいタイルのような素材よりも、柔らかな肌触りの木の浴槽が比較的好まれたりするのも、根本的には肉食をしないことが影響しているのです。

トイレも、西洋式は腰掛けスタイルです。和式トイレは足だけで体重を支えねばならず、長時間座るには適さないことはいうまでもありません。腰掛けスタイルのほうが長時間座るには楽なのです。肉食をするために便秘が多く、トイレに比較的長時間座る西洋人に適したスタイルだといえます。

人は「風土と食物」の特産品

つまり、風土が異なるから食生活も違っているわけです。気候も違えば土壌の質も違う。もちろん生産される農作物も違います。それが、欧米の人々と日本人の生理機能についても決定的な差異を生んでいます。その結果、生活様式の違いが生まれました。

ところが、いまの日本では風土と農業と食生活の関連性は崩れてしまっています。という と多くの人は戦後、食生活が洋風化したことを思い浮かべると思いますが、日本人が単純に洋食を好むようになったというのはある種の誤解です。

政治の影響で、そうなったのです。具体的にいえば、戦後アメリカは余った小麦などの食糧を日本に買わせようとした事実があります。

第二次世界大戦の勝者・アメリカにも、戦後すぐ困った問題が起きました。そのころアメリカは、米英軍や協力国軍・兵士が大量に消費する食糧を一手に引き受けていましたが、戦争が終わったことにより、そのアメリカの小麦・大豆・トウモロコシなどといった膨大《ぼうだい》な農産物が大量に余ってしまったのです。まさに「ゼイタクな悩み」です。

そこで考えられたのが、余った農産物をアメリカから日本に持って行くということでした。太平洋を挟んで、アメリカは大量の余剰農産物に悩み、日本は餓死《がし》寸前なのだから、船で運ぶだけでいいのです。

現実に、この結果として昭和三〇年代に、日本にはパンと脱脂粉乳（スキムミルク）の学校給食が登場し、多くの児童が飢餓《きが》から救われました。飢餓から救ってもらったことについてはアメリカに対して感謝すべきですが、そこには同時に、日本を小麦の一大消費地にするという狙《ねら》いも含まれていたのです。「米、野菜、魚」がメインだった日本人に「パン、牛乳、肉」を押しつけ、アメリカ人同様に、いわば肉食人種化しようとしてきたのは大きな問題です。

日米戦争は「食事戦争」？

ところが、当時の日本政府は、これを受容しようとしました。当時の厚生省（現・厚生労働省）は、アメリカに協力して「米と味噌汁をはじめとする発酵食品」という食生活を「パンと牛乳」に切り替えさせようとしたのです。そこで、やはり昭和三〇年ごろのことですが「国民栄養改善運動」と称して、著名人に「日本が戦争に負けたのは米を食べているからだ」などと語らせるキャンペーンを張りました。

私は学生時代、ＧＨＱ（連合国軍最高司令官総司令部）高官のこんな話を講演会で聞いたことがあります。

「あなたがたは敗北者、私たちは勝利者です。第二次世界大戦、とくに米・日戦争は、食物の戦争でもありました。あなたたちがお粥《かゆ》に味噌汁、漬《つ》け物などの貧弱な食物を食べているときに、私たちは血の滴《したた》るステーキと濃厚なミルクを摂り、パンにバターたっぷりの食事をしていました。この両者の差こそが実は勝者と敗者を生んだのです。あなたたちも食生活を切り替え、勝者の食事を始めるべきでしょう」

私は、この高飛車《たかびしゃ》な話に呆《あき》れて途中退席しました。そのころ、日本国内でベストセラーとなった『頭脳―才能をひきだす処方箋』（光文社）の中には、「米を食うとバカになる」などと書かれていたほどでした。あの手この手で無茶苦茶な主張を日本人に刷り込んでいったのです。

「自然食運動」の登場

こうした食生活の押しつけに対し、日本国民の一部が即座に反対する動きを始めました。これこそが戦後の自然食運動でした。

日本古来の食文化「米・菜・魚」を守り抜くための自然食運動を展開していこう、と私が腹を固めたのも、昭和三〇年前後のこの時期のことです。そうして私は森下研究室で実験・研究を重ね、「玄米・菜食」の医学的根拠となるデータを得ることに成功したのです。

白米でなく玄米にしたのは、白米は表皮やぬか、胚芽《はいが》などが取り除かれて、米の生命ともいえる栄養分が含まれておらず、逆に、栄養バランスの取れている食品の代表こそが玄米だったからです。

一般に、精白していない穀物は、それ自体でバランスが取れています。未精白の穀物には胚芽が含まれているからです。食べ物をいただくということは、植物や動物の生命をいただくのですから、丸ごと食べるようにすべきです。

胚芽はビタミン、ミネラル、酵素を含む栄養分の宝庫です。その機能には、老廃物を排出して、汚れた血液の性状を正常に戻す働きがあります。また健胃、整腸、強肝作用もあります。

実験で得られたこうしたデータを、私は全国各地の講演会で提示していこうと考えました。これに対して、玄米食に対する反論も現れました。

ひとつは「ご飯は玄米ではなく、うまい白米を食べて、ビタミンやミネラルは副食で補充すればよい」というもの。しかし現実には、副食の種類や量を膨大にしなければならず、そんなことはムリです。

もうひとつの反論は「玄米には有機水銀量が多いので危険だ」というものでしたが、実は玄米胚芽などに含まれるフィチン酸には有機水銀の排出作用があり、むしろ玄米食を長く続けると、それに伴って体内の有機水銀量は減少していくのです。これは自然食を実践している方々の毛髪を森下研究室で測定した結果から判明しています。

次第に、玄米食は自然食運動とともに拡大していくことになります。運動に力を入れ始めた私は、当時「アメリカの政策に騙《だま》されてはいけない」などと講演して回っていました。

食を劣化させる農薬・化学薬剤

ところで、日本古来の「米・菜・魚」食を推進していく際に、考えておかねばならない将来の問題がありました。それは、大地に散布される農薬をはじめ、加工食品に混入される食品添加物や人工飼育時の飼料に加えられる予防薬などが、近い将来に私たちの日常食品を劣化させていくことです。その対策が必要です。

アメリカでは、広大な土地で大型機械化農法が行われます。それをスムーズにさせているのが、化学肥料や農薬を大量に使った、いわば「化学農法」です。

そうした化学農法の産物は、化学薬剤に汚染された農産物です。それを、この小さな島国に持ち込んだりしたら、いったいどうなるのでしょうか。その化学農法被害を受けるのは日本の国民なのです。

というわけで、昭和三〇年前後の私は、「化学農法、亡国農法をやめろ」などといったプラカードを掲げて練《ね》り歩いたものです。当時、歩いたのは新宿大通りなどで、いまのJR新宿駅前から伊勢丹の前を通って四谷に向かうあの表通りを何回も往復しました。主要道路に面するビルだけは立派でしたが、その一本裏道の建物はまだバラックだったことを記憶しています。

こうしたいくつかの時代背景があって、国民の生命維持に関連する重大な問題であるにもかかわらず、アメリカの食糧事情の都合で間違った方向に導かれた結果が現在の日本人の食生活です。それから六〇年も経つというのに、問題は少しも改善されていません。

たしかに農薬や飼料の安全性に配慮する動きも広まりつつありますが、一方では当時以上に農薬や食品添加物、人工飼育時の飼料などの問題は深刻化しているのです。もっと広い視点から風土と農業と食生活を三位一体《さんみいったい》で合理的に考えていかないと、ちょっとやそっとでは改善されない大きな問題といえます。

排毒するための食事療法

さて、風土と食生活の東西での違いは、農業のやり方に違いをもたらすだけでなく、たとえば食事療法にも相違をもたらしています。日本人に向いた森下流の食事療法とは異なって、ヨーロッパには「ゲルソン療法」という食事療法があります。これは、ドイツのマックス・ゲルソン博士が一九四〇年ごろから提唱したガン対策の食事療法です。

この療法は、ガンの原因を栄養障害・代謝《たいしゃ》障害だとして、果物と野菜のジュースをたくさん飲むと同時に、塩を摂らないことを推奨《すいしょう》していました。しかし、塩を摂るべきでないというのは彼らが肉食だからです。肉食では塩分過多になりがちなのです。いってみればゲルソン療法は、欧米人向きの無塩・多果菜汁療法といえます。日本人には適していません。

これに対して、私の提唱した自然医食療法は、前にも述べた東アジアの気候・風土に適《かな》った、日本人に向いた玄米菜食療法です。

詳しくは第六章で病気別に食事療法のやり方を説明しますが、自然医食の基本は「適塩・適水」にあります。肉食の西洋人とは違って、穀菜食の東洋人・日本人の場合は一定量の塩は不可欠です。そして、水は摂りすぎてはいけません。

また食事療法は、栄養を補給する（これを「同化作用《どうか》」といいます）だけではなく、「異《い》化作用《か》」、つまり排毒を促進するデトックス（解毒《げどく》・排毒）のために〝ファスティング〟が同時進行するのです。本来なら完全断食して食事を摂らないのが排毒にはいちばん効果的なのですが、それでは長期間の実践はできません。長く続け、確実な成果を得るために、最低限の栄養を入れながらのデトックス効果を狙った森下自然医学流の玄米菜食法を誕生させました。

第二章　肉食タンパク源は無用だ

もともと人間は草食動物

人間は本来的に草食動物です。人間の歯は全部で三二本ありますが、ほとんどは植物の繊《せん》維《い》を嚙《か》み切ったり、穀物をすりつぶしたりするために都合のよい形状をしています。肉食に向いている犬歯は四本、つまり全体の八分の一しかありません。

歯の形状だけがすべてというわけではありませんが、草食のほうによりウエートがかかった構造になっていることがわかります。

その点で、もともと草食や穀物食中心で生きてきたわれわれの身体は、肉類を十分に分解・処理できず、血液性状を悪化させがちです。若い世代は肉食を好む傾向がありますが、体位向上のわりには体質が〝ひ弱〟でアレルギー体質が多く、ガン、高血圧など老人性疾患《しっかん》が増えているのも、肉など動物性タンパク質食品の過剰摂取の影響でしょう。

西武ライオンズ躍進の原動力は食

プロ野球の世界の話です。

スポーツ界で最初に、食事で血液をきれいにして元気な細胞をつくることに着目して実践したのが、かつて西武ライオンズを率《ひき》いた広岡達朗《ひろおかたつろう》監督（当時）でした。

二〇一五年に日本一に輝いた福岡ソフトバンクホークスの監督を務める工藤公康《くどうきみやす》氏は、現役時代にこの広岡監督から教えを受けました。工藤氏は、現役時代は四七歳まで出場を続けて実働なんと二九年、通算二二四勝という記録を持っていますが、現役時代はもとより、監督になったいまでも、猛暑の中でもアンダーシャツは長袖で通しています。それは広岡監督の教えが深く刻《きざ》み込まれ、いまでも習慣になっているためだといいます。広岡監督は、それほどプロ野球界に大きな影響を与えた人物でした。

かつて西武ライオンズはプロ野球界で最強を誇《ほこ》った時期があり、一九八二年と八三年は広岡監督の下で日本シリーズを二連覇しています。その原動力となったのが玄米菜食でした。

それまで、スポーツ選手の多くは「肉を食べなければ力が出せない」と信じ込んでいました。しかし、革新的で合理的な考え方だった広岡監督は私を招いて、八二年シーズン前に選手やその奥さま方、球団関係者の方々に自然食を提案する講演を聞かせています。前述の工藤氏は、まさにこの年にプロ入りして当時の広岡監督と出会ったのです。

西武ライオンズでは以降、玄米を主食に野菜や魚介類を副食として、肉は控え、タンパク質の摂取は豆類、豆腐、豆乳、魚などにするという食事を、合宿所と選手の家庭で徹底させたのです。その結果、風邪でダウンする選手が減り、故障者は一二球団中で最も少なくなって、チームの連覇に貢献《こうけん》することができました。

その後、実は工藤氏は、遊びたい盛りの一時期、生活が乱れて内臓を壊してしまったことがあるそうです。引退も考えましたが、広岡監督の教えを思い出して生活を改め、玄米食と菜食中心の食生活を続けました。その結果復活を遂《と》げ、以降長く活躍できたといいます。玄米食を継続すれば運動選手としての寿命が長持ちする証明かもしれません。

野球の世界だけではなく、私がスポーツの世界にかかわった当時は、選手で玄米食のよさを知っている人は少なかったのですが、最近では広く知られるようになっています。たとえば、スポーツに詳しいクリニックの若いスタッフによれば、ゴルフで海外でも活躍する宮里《みやざと》美香《みか》選手、横峯《よこみね》さくら選手は玄米食を実践していると公表されているそうです。海外で活躍するパワーを玄米から得る若い選手が増えているのは本当に素晴らしいことです。

肉はスタミナを奪う

プロ野球選手をはじめスポーツの世界だけでなく、一般の方でも肉をスタミナ食と思い違いしている人はたくさんいます。

実は、肉類のタンパク質はそのまま体内のタンパク質になるわけではなく、「肉＝スタミナ源」ではありません。肉類のタンパク質は、いったん炭水化物に還元される必要があります。このため、むしろ腸に負担を掛けて機能低下させるばかりか、さらに肉塊《にくかい》中に代謝《たいしゃ》産物や老廃物を残していますから、かえってスタミナ的にはマイナスになるのです。スタミナを失わせるのが肉だといえます。

血液の酸・アルカリ度を調べると、菜食者に比べて肉食者は酸性化を示します。つまり、血液が汚れているのです。赤血球も菜食者は小型で強靱《きょうじん》、肉食者は大型ですがもろいのです。血液性状全般が、肉食者は菜食者に比べて不健康だといえます。

要するに、生理的には肉を食べてもスタミナはつかず、心理的にスタミナがつくという〝暗示効果〟がある程度のことにすぎません。そんなものより、玄米のほうがよほど基礎体力をつけ、強精効果があります。

前述したように白米は、表皮やぬか、胚芽《はいが》などが取り除かれているため有用成分の大半が失われていますが、玄米は栄養バランスも理想的な食品の代表です。ビタミン、ミネラル、酵素を含む栄養分の宝庫で、老廃物を排出して、汚れた血液の性状を正常に戻し、大いに健胃、整腸、強肝作用をもたらします。その観点からすると、玄米は最高のスタミナ食といえます。

肉食必須論者の早トチリ

私はこれまで、世界の長寿郷に何十年にもわたってたびたび調査に行っています。肉についていえば、肉類を多食する長寿者はいません。

少し昔話になりますが、一九八〇年代の初期に「長寿郷のグルジア（現在は「ジョージア」といわれています）の長寿者も肉をたくさん食べていた」という話題が国内を席捲《せっけん》したことがあります。当時の人気番組だった日本テレビの「11《イレブン》PM《ピーエム》」で、大阪赤十字病院内科医長（当時）なる人気医師がグルジア出張の帰朝報告として話し、大々的に放映されたためでした。

これはトンデモない〝間違った〟話で、当時すでに五～六回もグルジアを訪れて長寿郷調査を終えていた私はすっかり驚いてしまいました。それで、その次のグルジア訪問時に、日本テレビ取材陣十数人の接待に当たった何人かの方と会って直接話を聞き、私は詳しい裏事情を知ることができました。

日本側の取材陣はジャバ村で接待を受けたのですが、このジャバ村は、海外観光客の受け入れ専用集落です。そこでムチャーディ（イスラム社会のナン）やママルィーガ（トウモロコシからつくられた餅状の食物）などを試食し、近くに住む一〇〇歳長寿者が来所して記念写真を撮ったりした後、日本の取材陣を歓迎する宴会が盛大に開かれました。

接待側の証言によれば、このとき、シャシリク（サーベルに肉塊を突き通した野戦料理）のために数頭のヒツジが犠牲《ぎせい》になり、最高級のグルジア・コニャックがダースで準備されました。シャシリクの肉塊を大いに食べたのは彼ら日本テレビ局の取材陣であり、乾杯が繰り返されて取材陣は全員ダウンとなったそうです。

日本の取材者たちは、自分たちが肉を食べまくっていたために「みんなそうだった」と思い込んだだけで、長寿者をはじめ現地の人々の様子などろくに見ていなかったのでしょう。帰国後の「長寿者も肉をたくさん食べていた」との大々的な帰朝報告はまったくのウソだったのです。

ほかにも「長寿村でも肉を食べている」などという報告もありましたが、実際には多くが調査しやすい平地だけしか行っていなくて、奥地の本当の長寿郷までは調べていなかった――というわけです。

私は現在に至るまで、中国・新疆《しんきょう》ウイグル自治区をはじめ世界の何十ヵ所もの本物の長寿郷に調査に入っています。たとえば中国の都市型長寿郷では、少しは肉も食べます。また、コーカサスのグルジアで長寿者たちが肉を口にするのは「ハレの日」、つまりお祝いのときだけです。

このようにいろいろな長寿郷を調べてわかったことは、病気にならず元気で長生きする長寿者の食生活は、おおむね「穀物と野菜を中心に、たとえばヨーグルトなどそれぞれの風土に適した健康食品を摂《と》る」といった内容だということでした。それが、血液をきれいにして元気な細胞をつくる食事だといえます。

代表例のグルジアのケースは、後でまた詳しく紹介します。

肉食に適合していない日本人

病気は、誤《あやま》った食生活が引き起こすものです。

風土と農作物と食事の関係を説明したように、欧米人の場合は肉食の長い歴史があり、そのため身体が肉を食べることに適応するようになっています。たとえば腸が比較的短く、肉食すると腸内に発生する腐敗《ふはい》物質を腸の中に長くとどめないような構造になっていることなどがあります。

人間の腸の中には乳酸菌、バクテリア、大腸菌などなど一〇〇種類以上の細菌が常に存在しています。これを「腸内常在細菌」といいます。腸内細菌の中には、乳酸菌などのように健康によい菌もいれば、健康に悪影響を及ぼす菌も存在していて、それらが全体としてバランスを取り合っているのが健康な腸内の状況です。

ところが現代栄養学では、肉はタンパク質を摂るために重要とされ、食べればスタミナがつくなどとしています。しかし前述したように、これは誤りです。本当は、肉は腸の中で悪玉の常在細菌であるウェルシュ菌や病原性大腸菌を増やし、腸内バランスを崩すのです。

ウェルシュ菌は食中毒を起こしたりする悪玉の細菌で、肉類のアミノ酸を分解して、アンモニア、硫化水素など腐敗物質を生み出します。この腐敗物質が血液を汚すわけです。

古来の穀菜食習慣のために肉食に適合していない日本人は、肉をはじめとする動物性タンパク質食品を摂ると腸内の状況は確実に悪化します。腸内で異常発酵が起こり、便秘になったりします。

このため、動物性タンパク質食品をたくさん食べる人ほど血液が汚れているのです。コレステロール値や血糖値が高く、粘《ねば》り気があって色もドス黒くなって、いわゆる「血液ドロドロ」状態になります。

肉と野菜のバランスは至難の業

これに対して現代栄養学は、「肉は酸性食品だが、アルカリ性の野菜でバランスを取るとよい」などといいます。なるほど、野菜には肉の害毒を減らす作用があるのは確かです。しかし、バランスを取るというからには「肉をどれくらいの量食べたら、野菜をどれだけ食べなければいけない」という判断ができなければ、バランスを取ることはできません。

ところが現実には、「バランスを取るための実際的な目安」など存在しないのです。

さらに、同じ量の肉を食べても、人によって腸内の状況はさまざまです。肉の害毒を打ち消す野菜の量も、腸内の状況によって変わることを考えると、「肉と野菜でバランスを取って健康になる」などということはイメージだけの話で、現実には困難であることがわかります。

したがって、肉は食べないか、食べても少量にとどめない限り、結局のところバランスのよい食生活は実現できません。そして肉など摂らなくても、栄養バランスのよい食品はほかにいくらでもあります。

身体の大型化は肉毒を薄めるため

もうひとつ、肉食は身体を酸化するという問題もあります。

戦後、若い人の体格がよくなったのは肉食の影響ですが、それは歓迎すべきことではありません。むしろ、腸内の悪玉菌を増やし、アンモニアなどの腐敗物質を生み出す肉の毒性を薄めて体内の酸化程度を弱めるために、身体全体の容積を相対的に大きくする必要があったというのが私の考えです。

このため、立派な体格を持っていても、血の巡《めぐ》りが悪くて病気にかかりやすかったり、根気が続かなかったりします。

『人間――この未知なるもの』（知的生きかた文庫）というベストセラーを書いたアレキシ

ス・カレル（ノーベル生理学・医学賞受賞の科学者）は、「人間をあまり大きくしてはいけない。質的に低下するからだ」といっています。さまざまな困難や曲折に耐えることができる体質になるには、栄養が行き届きすぎた〝ぬるま湯〟状態で育てられてはダメだということです。

すでに述《の》べたように、ガンなどの病気によって、昔に比べ若くて元気なはずの世代の人に亡くなってしまう例が増えています。その原因は、環境の悪化とか有害化学物質のせいだなどといわれますが、私にいわせれば、原因の多くは肉毒によるものにほかなりません。

だからこそ、若い人に肉毒を排出するようにスポーツをやらせて新陳代謝《しんちんたいしゃ》を促《うなが》したりしないといけなくなっています。新陳代謝がうまくいかないと、血液が汚れて細胞が元気を失い、ガンをはじめとするさまざまな病気にかかりやすくなります。

さらにいうなら、肉に限らず粉ミルクも人間の身体を肥大化してしまいます。母乳でなく粉ミルクで子どもを育てると、見た目だけは身体が大きくなって、「赤ちゃんコンテスト」では入賞しやすくなるかもしれません。しかし、身体は小さくても母乳で育った子どものほうが、体力がついて健康になります。

大きいことは必ずしもいいことではない、というのが自然医学の考え方です。

動物性タンパク質食品が血を汚す

肉食をする人は、体内でアンモニアを大量発生します。アンモニアは毒性がありますが、人体はアンモニアを尿素に変えて排出しています。しかし肉食者のアンモニア産生は大量なため、体内にアンモニアが残り、身体中の細胞の機能を低下させます。

最近は、若い女性にもアンモニア臭《しゅう》を発する人が増えています。疲労して肝機能が低下し、汗腺から解毒《げどく》されなかったアンモニアの臭いが汗とともに漂《ただよ》うのです。これが「アンモニア疲労」です。

肉類のタンパク質は体内で炭水化物に還元するための元素転換が必要ですし、さらに老廃物などの置き土産も残していきます。それらの負担分だけ臓器が劣化を示すわけです。

現代の日本人は体格だけは立派になったものの、本当の意味での体力は弱体化していきます。それは食物が、血となり肉となり、それが「人となり」（つまり体質、頭脳力、精神力など）を形成していくからです。そこに影響を与えているのが、洋風化された食生活です。

とりわけ、動物性タンパク質食品の摂取が増えている悪影響を考えないわけにはいきません。にもかかわらず、現代の栄養学は「肉は重要なタンパク源、食べればスタミナがつく」などとタンパク質摂取を推奨《すいしょう》する大きな過《あやま》ちをおかしています。

食事改善で病気を減らす

食生活の改善による病気治療は歴史を積み重ねています。すでに述べたように、戦後、日本の自然食運動は、アメリカ流の食生活が流れ込もうとしていることに危機感を持った人たちから自然発生的に始まりました。

一方、私は一九五五年ごろにはすでに「食物と血液とガンの研究」の最中にありました。それゆえ、自然食運動の仲間が私のデータを医学的根拠にすることも少なくなかったのです。

また一九六六年（昭和四一年）には、国会で対ガン問題が審議された際に、私は学術参考人として招聘《しょうへい》され「肉食を避け、玄米菜食によりガンの治療は可能」と証言したこともありました。これは、一九七七年のアメリカ上院によるマクガバン・レポートの「欧米の食事が健康を阻害《そがい》している」との指摘に先立つものでした。私の国会証言からようやく一一年後に、「食事と病気の因果《いんが》関係」が広く認識されるようになってきたわけです。

肉食が盛んなアメリカにおいて、肉食の有害性をはっきり指摘した「マクガバン・レポート」の意義は大きいといえます。このレポートでははっきり、「理想は日本食」との評価を受けました。

当時、アメリカは医療費が膨大《ぼうだい》になり財政危機に陥《おちい》っていました。上院が食事と慢性疾患の関係を大々的に調査したのは、食生活を改善して医療費を削減しようとしたものです。

その後、中国予防医学研究所などが一九八〇年代に大規模な研究をして「チャイナ・スタディ」というレポートを発表しました。このレポートでも、肉が慢性病を生み出してきたことが指摘されています。

四〇年近く経った昨今では、「糖質無用論」がまことしやかに語られるようになっています。糖質とは炭水化物です。つまり「タンパク質さえ摂れれば炭水化物は無用だ」とか「炭水化物をやめれば病気は治る」などといって、間接的に肉食を推奨するのです。

しかし、後述するように、炭水化物は不可欠なものであり、これは生命の本質を誤解した理論だといえます。

穀菜食は肉食に優る

少々古い話になりますが、肉食については、かつての第一次世界大戦のときに、ドイツとデンマークが正反対の政策をとったという面白い事実があります。両国ともイギリスなどによる海上封鎖の影響で食糧事情が逼迫《ひっぱく》したのですが、その対応策がまったく異なりました。

デンマークで食糧政策を司《つかさど》った大臣的存在は、ヒントヘーデという栄養学者でした。彼は

「動物の肉を一キロ得るために穀物や野菜などの飼料を一〇キロも食べさせなければならない。これはあまりにも非効率だ」として、デンマークの家畜をすべて殺してしまいました。その分の飼料、つまり動物のエサになるはずだった穀物や野菜を人間が食べるようにしたのです。そうしたところ、デンマーク人の死亡率が劇的に下がり健康になりました。

一方、ドイツの食糧政策を担《にな》ったルブナーという栄養学者は、肉を食べて肉をつくりだすという考えでした。一九世紀の栄養学者・モレシャットらが唱《とな》えた「肉は肉から」という考えの信奉者だったからです。

このため、穀物や野菜を食べていたんじゃ戦争には勝てない、とばかりに、従来以上に大量に動物を飼育し、人間にはその肉を食べさせたのです。しかし、その結果、肉を食べさせられた兵隊は肉体的に重労働に耐えられないようになって、戦意を喪失してしまいました。

この肉食の害を示す第一次大戦時のエピソードは、私がいつもあちらこちらでお話ししている歴史的事実です。

結論的にいえば、肉は食べなくてもよいのです。なぜなら、健全な腸壁の細胞は炭水化物から個体性の体タンパクを合成してくれるからです。腸壁のこの力を強化すれば、元気な体細胞ができます。それには穀菜食が必要なのです。肉食をやめると、タンパク質が不足するというのは大間違いなのです。

アレルギーの原因となる牛乳、卵

また、肉と同列に並べるのは酷《こく》かもしれませんが、できれば避けたいのが牛乳や卵です。

牛乳は、肉と同様に動物性タンパク質食品です。腸内バランスを崩して血液を汚すだけでなく、タンパク質のカゼインが、血液中に異種タンパク質として入り込んでアレルギー体質の原因となります。異種タンパク質は、人体のタンパク質とは異質のタンパク質のため、過度の免疫反応を引き起こすことがアレルギーを生むのです。

乳酸菌が含まれるヨーグルトは身体にいいのですが、牛乳からつくられるためにアレルギーを引き起こすことがあります。このため、アレルギーの心配がない米粉でつくられたヨーグルトもあります。これは動物性タンパク質の悪影響を受けません。米を主食とする日本人のためのヨーグルトといえます。

卵のタンパク質も、腸の中で処理がうまく行われません。なま卵の場合は卵白が腸壁を通って、そのまま血液中に入り込んでしまうため、アレルギー体質やガン体質をつくりだしてしまいます。

このほか、肉、牛乳、卵などの食品になる牛や鶏の飼育の際に、抗生物質その他の薬剤の混入された人工飼料が与えられるのも見過ごすことができない問題です。こうしたことから、肉、牛乳、卵は病気を引き起こす食品の代表格といえます。

とくに妊娠中の母親が肉、牛乳、卵を摂りすぎることは、胎児に多大な悪影響を及ぼします。動物性タンパク質食品は血液を汚しますが、女性や子どもには、いっそう強く悪影響が現れるのです。

たとえば、重症黄疸《おうだん》を発症した新生児は「イエロー・ベビー」といわれます。この黄疸を引き起こしているビリルビンという黄色い色素が血中に病的に増えると脳神経にまで達し、ビリルビンの悪影響で新生児が脳性マヒを起こしやすくなるのです。

この重症黄疸の原因は、母子の血液型不適合によると説明されます。しかし、実は血液型不適合による重症黄疸は全体の一二パーセント程度にすぎません。大多数は、母体の肉食過剰による血液酸毒化（アシドーシス）が原因となっているのです。

こうしたイエロー・ベビーを防止するにも、妊娠期間中は動物性タンパク質食品をできる限り避けることが大切です。

肉はタンパク源にならない

一九世紀のモレシャットらの栄養学は「肉が肉をつくる」、すなわち食物のタンパク質が生体のタンパク質をつくるとしてきました。日本でも一時期、穀菜食を推奨する私たちに対抗して、肉食を熱狂的に支持する数名の医学者もいて、新聞紙上でよく論争したものです。しかし、結果として彼らはみな若死にしてしまいました。

前述したように「肉が肉をつくる」というのは、私にいわせれば単なる妄想《もうそう》にすぎません。その理論的解明も、すでにされています。ポイントは、人間の体内の窒素《ちっそ》（N）の増減でした。

若いころ、東京医科大学の血液生理学教室での研究に没頭《ぼっとう》していた時代の話です。あるとき、隣《となり》にあった生化学教室の講師が私にこう尋ねました。

「肉類などの窒素が豊富な食事を与えると排泄物《はいせつぶつ》の中の窒素は減少するのだが、日本人が食べるような米飯・味噌汁といった窒素僅少食だと逆に窒素の排泄が多くなるのはどうしてだろうか？」

「実験で実際に確認してはいませんが、そうした現象は不思議ではなく、二〇世紀初頭からデニトリフィケーション（De-Nitrification＝窒素雲隠れ現象）といわれて広く知られています。仕組みを解明する理論が登場するといいですね」

と、そのとき私は答えたのですが、カラクリはやがて明らかになったのでした。

少し専門的な話になるため、基礎医学・生理学に興味がない一般の読者には退屈かもしれませんが、少しおつき合いください。極力やさしく説明すると、次のようになります。

私は、もう半世紀以上も前、研究室時代に、この「窒素雲隠れ現象」を確認しています。

実験用のイヌに炭水化物であるご飯や、動物性タンパク質である肉類などを分別して与えた後、その排泄物の糞尿を成分分析しました。その結果、食物と排泄物中における測定窒素（N）量に大きな変化が発現しました。

先人たちのほかの論文と同様、多量の窒素（N）、すなわち肉類を与えた場合には窒素の排泄は少なくなりますし、また、逆に窒素（N）の少ないご飯物の場合には大量の窒素が排泄されました。これが窒素雲隠れ現象です。

一九五九年、フランスのルイ・ケルヴラン博士は、政府の依頼を受けてサハラ砂漠の油田掘削に従事する鉱夫たちの食物と排泄物の検査を行いました。その結果、食物の成分が人体内で代謝処理されてどう変遷《へんせん》するかが明らかになりましたが、それは一般常識を根底から覆《くつがえ》す新発見だったのです。

まず食物中のカリウムよりも排泄物中のカリウムの量のほうが断然多く、一方で、摂取したナトリウムが腎臓や大腸で二五パーセントも消失していたのです。ケルヴラン博士はこの現象を、〈$Na^{23}+O^{16}\rightarrow K^{39}$〉の、ナトリウムと酸素がカリウムになるという反応であると解釈し、画期《かっき》的な生体内元素転換理論を確立しました。

同時に、このサハラ砂漠での実験の結果、二〇世紀初頭から化学実験の現場では広く知られていた前述の「窒素雲隠れ現象」も、〈$2N^{28} \rightarrow O^{16} + C^{12}$〉の、窒素が酸素と炭素になるという生体内元素転換によるものとケルヴラン博士は解明したのです。

これは要するに、「人間が食べた肉などに含まれる窒素は、体内で炭素に元素転換する」ということを意味しています。したがって肉を食べても、そのタンパクがそのまま体内のタンパク源とはならないことはケルヴラン理論から明らかになりました。それまでの「肉が肉をつくる」という考えは否定されたわけです。

物理学では「物質不変の法則」が定律となっています。しかし、それを単純に生命現象に当てはめると誤謬《ごびゅう》に至ることも少なくありません。人間でも動物でも、すべて生命体の体内では高性能原子炉のように物質元素が一定法則に従い変化をしているのです。

このケルヴラン理論を導入すると、食肉のタンパク・窒素（N）は消化管において元素転換され炭素（C）に変わるといえます。そもそも草食動物の体タンパクの窒素（N）も、元は食物としての草・炭水化物（C）です。したがって、人間が食べた場合の食肉（N）は、元の草の炭水化物（C）に戻るのだと考えられます。

そして食肉・窒素（N）を、草食動物が食べた草・炭水化物（C）に戻したうえで、改めて自分の体タンパク（N）をつくるのです。それゆえ人体タンパクは個性豊かで、厳密にいえば一人ひとり微妙に違います。

「タンパク質」という言葉は同じでも、各人各様の別個のタンパク質を持っています。ということは、タンパク質は自前で、各人がおのおの自家製品のタンパクをつくり上げたという話なのです。こう考えると「窒素雲隠れ現象」もよく理解できます。

このケルヴラン理論は、食文化・マクロビオティックの研究家で日本CI協会の創設者である桜沢如一《さくらざわゆきかず》先生（一八九三〜一九六六年）によって日本に紹介されましたが、当時、私はその桜沢先生から直接講義を受けました。

食肉の二分の一は酸毒老廃物

現代西洋医学や栄養学においては、タンパク質が健康をつくるとされ、最重要栄養源に位置づけられています。しかし「肉類がタンパク源だ」という現代栄養学や食育学の定説は誤りなのです。体内で食肉タンパクの窒素（N）は、炭水化物の炭素（C）に変化します。タンパク質は炭水化物に変わっていくのです。

たとえ高価な超高級和牛を食べたとしても、それは体内においてワラやフスマ、クローバーのような植物性炭水化物に還元されます。そもそも家畜の食肉自体が、これらの食材によってつくりだされたものなのですから、還元されて炭水化物に戻ることは納得がいくでしょう。

「牛肉を食べてもワラやフスマを食べても同じことなら、旨《うま》い肉を食べたほうがええやないか」とのまぜっ返しも聞こえて来そうですが、それは大間違い。同じではないのです。

〝生きている〟というのは、活発に新陳代謝が営《いとな》まれているということです。食肉はその生体の一部なのです。このため、肉塊中の半分は「酸毒化代謝産物」および「老廃崩壊過程組織」といえます。

テレビの画面で芸人が「この肉は柔らかく、ジューシーで最高に旨い!!」と叫んだとしても、実体は半分が酸毒老廃物なのです。肉を食べれば、これらの毒素や腐敗《ふはい》組織の体内残留を避けることはできません。

ずいぶん前から、何冊かの拙著でも指摘していますが、くさることを意味する「腐」という文字はこのことを象徴しています。

内腔をかかえている中空型組織を意味するのが「腑《ふ》」という文字です。その代表格は胃腸です。その「腑」に肉が停滞して起きる現象が「腐」、すなわち「くさる」ことなのです。

ウマかろうがマズかろうが、肉を食べれば、その動物が生前やり残した新陳代謝の後始末をすることになります。人間の体内で、ビタミン・ミネラルそして酵素などを総動員して解決しなくてはならないのです。

米や野菜中心の食生活であればこんな無駄な作業は必要ありません。肉食者が穀菜食者に比べ、古今東西を問わず、病弱で慢性病の持病持ちで短命に終わるのは〝大自然の理《ことわり》〟にほかなりません。

生命の基本元素は炭素

動物が摂取する栄養素の大半は、主として炭水化物です。炭水化物は炭素、水素、酸素からなる化合物であり、植物や藻類が二酸化炭素と水を用い、太陽エネルギーの力を借りて〝光合成《こうごうせい》〟することで生み出されます。

炭水化物とともに〝三大栄養素〟とされているタンパク質と脂肪も、同じく炭素が骨格となっています。体内での代謝によって表面的な様相を変えているだけなのです。食物が体内に摂取されると、その炭水化物が人体内の代謝作用によって赤血球につくり変えられます。つまり、タンパク質に変化しているわけで、これによって種々の生命活動を行うのです。そして、生命活動を停止したタンパク質は、脂質の状態に変わるというのが森下自然医学の考えです。

基本は炭素なのです。つまり、炭水化物が生命活動によって流動的に元素の状態を変えて、タンパク質の段階になったり、脂質（脂肪）の段階になったりしているのです。

それでは、いったい人間の体の中では、どのような作業が進行しているのでしょうか？
次の章では生理代謝の仕組みについて述べましょう。

第三章　人体の造血機能は二重構造

食べ物が血となり肉となる

食べ物は人間の身体に入るとどうなるのでしょうか？　森下自然医学の見方は次のとおりです。

まず、食べ物が腸の中で血液（赤血球）になります。そして、血液（赤血球）が身体の細胞になるのです。

身体の構造も、それに適した形状になっています。人間の身体は、断面で見ると左図のように食物層、血液層、体細胞層の三層構造になっています。

まず、最内側の中心に腸などの消化管があります。食物層です。食べ物が、口から食道、胃、十二指腸、小腸、大腸、肛門と通過して消化されていきます。その周りに、その消化物を運んで身体全体に届ける血液組織があって、それを体細胞が取り巻いているという構図です。

森下学説において重要なのは、その三層が連続しているということです。

まず食べ物が血になります。草食動物は草を食べるのですから、食べ物の通過する腸の中は「緑の世界」です。肉食動物は肉を食べるのですが、その肉の大本《おおもと》は、草食動物が食べた草が原料ですからまったく同じです。緑色の素はクロロフィル（葉緑素）です。しかし、そ

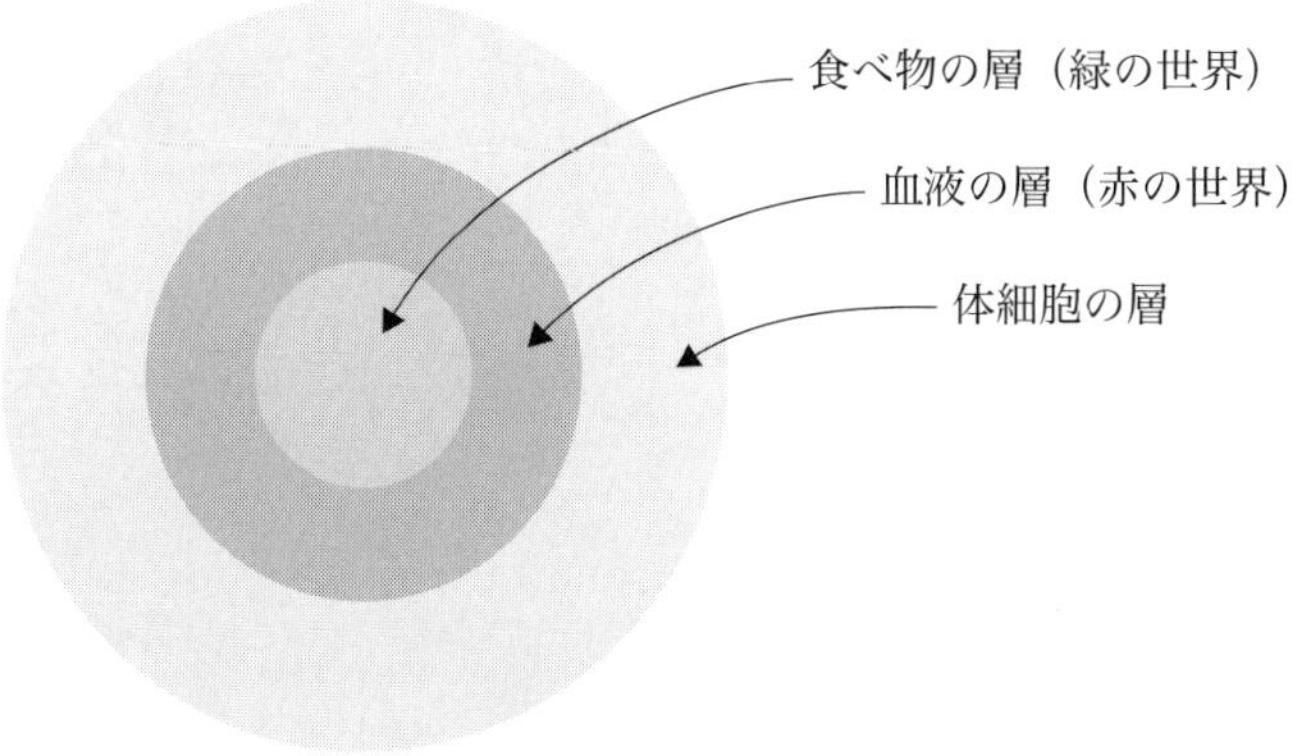

人間の身体は三層構造

の周りの血液層は「赤の世界」です。赤色の素はヘモグロビンです。

つまり、腸の中は葉緑素の世界なのに、腸の壁を隔《へだ》てるだけで血色素の世界になるのです。腸の壁になんらかの機能があるに違いありません。血液生理学教室で学んでいた若いころの私にとって、この葉緑素と血液の関係解明は懸案事項でした。

この両者は緑と赤でまったく別物のようですが、化学的構造は非常に似通っています。違うのは、ポルフィリン核という化学式に含まれる中心金属元素が「葉緑素ではマグネシウム」で、「血液（赤血球）では鉄」といった違いがあるだけです。そこで、食べ物として摂《と》り込まれたクロロフィルの「マグネシウム」が、両層を隔てている腸壁を通り抜ける過程で「鉄」に変わってヘモグロビンになるのだと私は考えました。

血液（赤血球）がどうして誕生するかは非常に重要な問題です。その血液（赤血球）が、三層の中心の消化管から血液層へ移って行くときに造られるというのが、森下自然医学における造血《ぞうけつ》理論のカナメです。そのことをよく理解しておいてください。

それから、血液が体細胞になります。血が融合《ゆうごう》化成されて肉になるということです。筋肉になったり、脳細胞になったりします。血液（赤血球）が身体各部の、すべての組織細胞になっていきます。

すなわち、「食べ物」→「血液」→「身体の細胞」へと発展して身体がつくられていくと捉《とら》えます。だからこそ食べ物は、体質だけでなく、人間の考え方や生活の質にまで影響すると考えられるのです。

血液は腸で造られる

では、血液はどこで造られるのか。これは基礎医学や生理学の話になりますが、私は小腸の絨毛《じゅうもう》組織において赤血球が造られると考えています。これを私は「腸管《ちょうかん》造血現象」と呼んでいます。そうして生成された赤血球が、先に述《の》べたようなプロセスを経て組織細胞に分化・発展していくわけです。

このように、森下自然医学の根本にあるのは「血液は骨髄《こつずい》ではなく腸で製造される」という視点です。だからこそ、日本人には日本人の体質に適した食生活が最も重要だと考えるのです。毎日あなたが口にしている、その米、野菜、魚こそが、私たち日本人の身体をつくってきたということです。

私が腸管造血に気づいたきっかけは、オタマジャクシでした。いまから六〇年以上前、食糧難の敗戦直後のことです。目的だった食用のカエルの姿はまだなく、子どものオタマジャクシばかりをたくさん捕まえました。

血液生理学を学ぼうとしていた医学生の私は、オタマジャクシを観察しました。カエルになる前のオタマジャクシには心臓と腸ぐらいしか臓器がなく、骨髄を持つ骨がありません。ところが、カエルとオタマジャクシの血液を調べると、両者の赤血球・白血球は数も形もまったく同じだったのです。

血液が骨髄で造られるとしたら、骨髄のないオタマジャクシの血液はいったいどこで造られるのだろうか。そう考えると、腸以外にありえません。

その後、敗戦後の混乱期に、私は住み込み医師のインターンとして旧陸軍第三病院で研修しました。患者さんの中には戦場で腕・脚四本を失った方々がいらっしゃいました。ところが、四肢《しし》を失って骨髄の九割以上がないにもかかわらず、この方々はみな血色がよく、血液検査でも正常状態だったのです。これは血液が骨髄以外の場所で造られているからだ、と私は確信できました。

血液が腸管で造られる証拠も存在します。腸管造血の証拠となる顕微鏡写真を、私はその後、血液生理学教室で撮影することに成功しています。その際、「赤血球母細胞」（七六ページ参照）は腸の絨毛組織においてのみ観察することができました。

細胞の機能不全を招く血の汚れ

「食べ物が身体の中に入って血液になり、血液が細胞になる」ことを、私はすでに一九六〇年の血液生理学教室時代から指摘しています。ところが、いまの医学では「血液は骨の中で造られている」とされています。骨髄の中の造血幹細胞が血液に変化するのだと教科書にも書かれているのです。

私にいわせれば、この大本のところで現代医学は第一歩を誤《あやま》ったのです。「食べ物が身体の中に入って血液になり、血液が細胞になる」、すなわち、腸管で造血すると考えたほうが、現代医学では原因不明とされているような病気も含めて、ほとんどの病気の発生や回復について合理的な説明ができるのです。

つまり、毎日の食べ物が血液の状態を左右するからこそ、仮になんらかの有害物質が含まれた食べ物を食べると、それによって血液も不健康な状態になるのです。そうした血液を顕微鏡で見ると、健康な血液にはないはずの異物が混ざっています。

異物とは、たとえば農薬や食品添加物などの化学物質などです。いったん血液が汚れてしまうと、その血液からできた細胞は正常に機能できなくなります。細胞がきちんと機能しないと、身体になんらかの不具合が現れたり、病気になったりするのです。つまり、汚れた血液による機能不全の細胞が体調不良や病気の原因なのです。

こうした仕組みは、ほとんどの病気に共通します。ガンだけではなく、いろいろな慢性病も、さらには不眠症などの病的症状もすべて同じ仕組みで起こり、病名が異なっても血液の汚れ方、つまり農薬や食品添加物その他の化学物質などの有害因子《いんし》の違いによって病変の起こり方が異なるだけで、病気はほとんど同様の仕組みで起こる——と捉えるのが森下自然医学の基本的な考え方です。

ところが、「食べ物が身体の中に入って血液になり、血液が細胞になる」、したがって「食事で病気が治る」ということになると、それでは困る勢力も存在します。現代医学の基本は、あくまで「病気はクスリで治す」ことにあります。それが大きく崩れてしまい、医薬品が売れなくなります。また肉を食べなくなれば、食肉業界の不振は目に見えているからです。

それでは製薬会社や肉食推進派には都合が悪いのでしょう。私の腸管造血理論が無視され、いまだに骨髄で造血されるとしているのは、このような彼らの危機感が働いたからだと私には思われます。

ただし、血液は腸管だけでなく、骨髄で造られることもあります。それは腸で生理的な造血作用が営《いとな》まれなくなった非常時の応急処置の場合です。身体の細胞から赤血球へと逆戻りする代償性の造血現象が、骨髄、脂肪、筋肉、肝臓などの臓器組織で行われるのです。

さらに、二〇〇〇年になって腸管造血以外に経絡《けいらく》造血という機能が人間にはあることも、私は発見しました。

腸の絨毛組織に赤血球母細胞が

経絡での造血は後で説明することにして、その前に腸管造血現象の概要とそのメカニズムを簡単に解説しておきましょう。赤血球という細胞を、酵母菌の胞子《ほうし》のようなツブツブとして、自分の細胞体内にたくさん形成することができる細胞を「赤血球母細胞」といいます。

この赤血球母細胞は、通常、数十個の赤血球を自身の細胞内で育てます。このような奇妙な機能を持つ赤血球母細胞は、腸の絨毛組織内にのみ存在し、ほかのどの臓器組織においても見つけることはできません。

われわれの身体は「食物が血となり、血が肉体組織に分化・発展していくので、体質を左右する条件は日常の食生活にある」と考えると、長年にわたって摂取してきた食物が「老化しやすく早死にする体質」や反対に「老化速度が遅く長生きする体質」を決定づけることになります。老化しやすい体質か老化しにくい体質かを分けるのも、その決め手は食物にあるわけです。

つい最近まで、一部の栄養学者は「戦中派世代（現在の八〇代後半）は成長期の栄養状態が悪く、とくに低タンパク食の継続によって血管形成が不十分なため脳・心臓などの血管障害によって早死にする」と論説していました。しかし、それは事実と異なっており、むしろ戦中派のほうが健康で長生きできる体質であることは前述したとおりです。

身体に悪影響を与えるような異物を摂取する食生活をしている若い世代のほうが、むしろ早死にしています。それこそ、食べ物が血液になり、身体の細胞になるからです。きれいな血液が健康な細胞をつくります。血液の汚れが病気や体調不良の原因なのです。だからこそ、食べ物の選択が大切になってくるのです。

たとえば私も戦中派の一人です。低栄養とか低タンパクどころか、食物そのものが存在しない状態で成長期を過ごしました。小学校高学年から大学卒業までの学生時代に食肉や牛乳を目にすることはありませんでしたし、敗戦前の一年間は名古屋の軍需工場に学徒動員され、その時期には栄養欠落症で倒れたほどです。

しかしその結果、私は小学校高学年から二十数年間におよぶ「低タンパク栄養時代」を経ることができました。そうした「低タンパク栄養時代」こそが、現在まで長生きさせていただいている大きな要因なのです。さらにいえば、私はその後「無肉乳の自然食時代」に連結することができたことも、健康で長生きできる結果につながっていると感謝しています。

こうした事実は、「食べ物が身体の中に入って血液になり、血液が細胞になる」証拠のひとつといえます。

〝気〟で成長するリンパ球

さて、食べ物を材料にして腸で血液が造られる「腸管造血」に対して、二〇〇〇年になって発見した「経絡造血」という、もうひとつの造血機能についても説明したいと思います。まず経絡は西洋医学にはない概念ですが、東洋医学の基本的な考え方なので、ご存じの方や言葉を聞いたことのある方も多いのではないでしょうか。

東洋医学では、人体内にある〝気《き》〟の通路のことを経絡と呼んでいます。たとえば内臓の病気の治療のために、内臓からは離れた足のツボに鍼《はり》を打ったり、灸《きゅう》を据《す》えたりします。これは東洋医学でいう「腎《じん》」、すなわち、内臓を支配する経絡が足にも通っているからです。

このように〝気〟は、中国で古くから注目されてきた大自然の根源エネルギーです。人体を支配するだけでなく、宇宙も生命も、自然界の森羅万象《しんらばんしょう》も〝気〟で説明することができます。そして東洋医学では、この〝気〟が人体を通る道である「経絡」を重視します。〝気〟のエネルギーを重視するのは森下自然医学も同じです。つまり森下自然医学には、鍼灸などで疾病《しっぺい》を治す東洋医学の根幹となっている理論と共通する部分があります。

ただし、経絡には〝気〟が通っているだけではありません。この経絡組織で、リンパ球や赤血球も造られることを私は発見しました。この「経絡造血」というのは、経絡の中を通る気によって、生命最小単位の微小生命体「ソマチッド」がリンパ球に成長する造血現象です。

このソマチッドについては、フランスの生物学者ガストン・ネサンが一九九〇年代に提唱しています。「ソマチッドという、細胞よりはるかに小さな顆粒《かりゅう》、すなわち、生命最小単位が存在する」と発表したのです。この顆粒が〝気〟のエネルギーを取り込んで成長してリンパ球となり、さらにヘモグロビンを取り込んで赤血球になります。それが森下理論の「経絡造血説」です。

一日一〇〇〇万年の胎児時間

経絡造血のソマチッドを成長させるエネルギーは前述した〝気〟から来ています。気というのは、いわば宇宙エネルギーです。植物が太陽エネルギーを取り込んで光合成《こうごうせい》をするように、人間は宇宙エネルギーを取り込んで経絡造血をしています。

たとえば、胎児が母親の子宮内で劇的な変貌《へんぼう》を遂《と》げる営みには時間軸も関わっています。妊娠中には、子宮内では単細胞から胎児を発育させて人間にまで進化させますが、それは単細胞の精子と卵子が結合した〝受精卵〟という小さな単細胞が人間に至るわけです。つまり「生物が誕生してから人類まで三八億年の進化」と同じ生命誕生劇を、お腹の中でわずか三〇〇日の妊娠期間という〝超短時間〟に成し遂げています。

これはいったい、どのくらいすごいことでしょうか。

子宮内の胎児時間と母体の一般的な時計時間とを比較してみると、子宮内の胎児は一日に一〇〇〇万年以上の進化を積み重ねていかなければ、妊娠期間三〇〇日で人間までの三八億年の進化が完了しません。つまり、母親にとっての一日において、胎児は一〇〇〇万年分以上の生物進化の過程を経て成長するのです。

この〝超進化〟を成し遂げるために使われるエネルギーは、並大抵のものではありません。

母親が食べ物から摂り込むエネルギーだと思われていますが、それだけではとうてい間に合うはずもなく、妊娠中の母体は宇宙からの天文学的な生命エネルギー、すなわち〝気〟のエネルギーを取り込んで生物進化の活劇を進行させているのです。

加齢で低下する生命エネルギー

沖縄には〝百日赤ちゃん〟という行事があります。生後一〇〇日目の乳児をお祝いするのです。生まれた直後はサルの子どもと瓜《うり》二つの新生児も、一〇〇日経つと顔も目玉もまん丸になり、ようやく人間らしくなります。その姿に一段と強い愛着を感じ、お祝いをするわけです。

前述した〝気〟のエネルギー、パワーは、血液、内臓組織など人間の体内を巡《めぐ》ります。いわば生命エネルギーです。実は、このエネルギーのパワーを計測する機器が開発されており、お茶の水クリニックでも使っています。これによって内臓組織などの生命エネルギーを数値化することができるようになりました。これを「気能値」と私は名づけました。

この気能値について、百日赤ちゃんの記念写真を沖縄の写真屋さんから一〇〇枚ほどお借りして、一人ひとりの測定をしたことがあります。ところが、沖縄の百日赤ちゃんの気能値データを見てびっくりしたことに、百点満点の数値ばかりでした。言い換えれば、新生児は一〇〇パーセント完璧な健康体で生まれるということです。それが、おおよそ一〇〇年ほどの人生の終点で、生命エネルギー値がゼロになるように減衰していくことになります。

クリニックで「気能値」を測定するのは、機能が衰《おとろ》えている体内の部位がわかるからです。お茶の水クリニックの臨床データによれば、ガン患者の身体組織の気能値は大腸、回《かい》腸《ちょう》、自律神経《じりつしんけい》の副交感神経系が低くなる点が共通しています。

胃ガン、肝臓ガンなどといった発症部位には関係ないのです。

たとえば肝臓ガンだからといって肝臓だけが衰えているのではなく、消化器官や副交感神経の働きが弱っていて、そこから病気がスタートしていることがわかります。気能値の低さが目立つ部分に対しては、それを改善する食べ物を用いるというのが、私の提唱している「気能医学」の考え方です。

百日赤ちゃんの記念写真で判明したように、完璧な状態で生まれ落ちた赤ん坊も、乳児、幼児、少年少女と成長するにつれて身体の部分的な組織障害が起こり始めます。私がデータを取った限りでは、平均すれば二〇歳にもなると、出生時の五〇〜六〇パーセント程度にまで気能値が減衰するのです。その後の減衰率は緩《ゆる》やかになりますが、八〇〜九〇歳で通常はゼロになってしまいます。

しかし世界の長寿者は、この下降曲線の傾斜が最初から緩やかなのです。このため、ゼロに着地するまでの時間が通常に比べると四〇〜五〇パーセントも長くなるのです。

血液、身体の酸毒化は発ガン原因

いまや日本は肉食・美食礼讃《らいさん》の時代を迎えているようです。しかし、そうした肉食・美食は、すでに何度も述べたように血液や身体を酸毒化してしまうのです。

牛肉や豚肉などの食肉の肉塊《にくかい》には、①細胞を形成する、いわゆる栄養成分と、②代謝《たいしゃ》の老廃物質という、相反する二大成分が存在しています。現代栄養学では、機械論的に食品分析して「タンパク質を○○グラム、ビタミンを△△ミリグラム、熱量を××カロリー摂取した」などと考えますが、食事をした人の体質・気質・体調その他の諸条件による変化はまったく考慮しません。

しかし、食肉の二分の一は代謝の老廃物質であり、いわば毒素成分を含んでいるのです。それを考慮すると、しっかり運動をして毒素を排出できている人を除いて、食べれば食べるほど結果的に血液をたいへんに汚してしまうでしょう。身体を動かさず、汗かかずの現代人にとっては、ゴッソリと毒素を体内に残す肉食は要注意なのは前述したとおりです。

そして、血液や身体の酸毒化は、発ガン原因になります。

ガンについては、次の章で詳しく説明しますが、現代医学は発病要因も病理も、そして根《こん》治《ち》療法のいずれも解明することができていません。ですから、がんセンターや大学病院に行っても外科手術で切除するか抗ガン剤治療をするだけで、ガンが根治することはなかなか期待できないのです。

また、現在使用されている抗ガン剤は、病原体のみを殺すという選択性はありません。ガン以外のクスリでは、人間の健常細胞にはほとんど傷害を与えないものもあります。たとえば梅毒《ばいどく》の治療薬「サルヴァルサン」なら、梅毒病原体のスピロヘータ・パリーダを狙《ねら》い撃《う》ちにします。

このサルヴァルサンは、一九一〇年にドイツの細菌学者・生化学者のエールリッヒと日本の細菌学者・秦佐八郎《はたさはちろう》によって開発されていますが、人類が開発した歴史的名薬のひとつといってよいでしょう。しかし現行の抗ガン剤は、ガン細胞やその周辺の健常細胞に対して毒ガスのような薬理作用を果たし、周辺の組織細胞を〝皆殺し〟にしてしまうのです。

第四章　蓄積された有害物質を食生活で排出する

クスリではガンを治せない

この章では、食生活と病気の関係について、とくに、現在どんどん患者が増えているガンを中心にお話しします。

日本は死亡原因の約三分の一がガンで、「ガン大国」といってもいいでしょう。お茶の水クリニックを訪れる患者さんの八割ほどはガンです。その多くは、現代医学では難治と見離されたような患者さんでしたが、自然医食療法（森下自然医学の食事療法）で、確実に快癒されていっております。

ガンも、食事内容を改善することで治すことができます。というより、むしろガンという病気の性質上、食事療法の効果が出やすいのです。

一九八二年、全米科学アカデミーは「食と栄養とガン」というレポートで、ガンが「肉食によって増えること」「穀物と野菜食で予防できること」を大々的な調査データに基づいて発表しました。その発表は当時、世界的なセンセーションを巻き起こしました。しかし、実はその時点ですでに、私ども森下自然医学ではガンの予防だけでなく、治療面にまで食事療法を活用していたのです。

前述したように一九六六年、国会でのガン対策の審議において、私は食生活の重要性を指摘し、「玄米菜食でガンは治る」と証言しています。一方、そのとき同時に招聘《しょうへい》されていたほかのガン学者たちは、その提言を真摯《しんし》に受け止めることはまったくなく、「五年以内にガン治療薬はできる」と答弁していました。しかし現在、いまだにガンの予防・治療に真に有効性を発揮《はっき》するクスリはできていません。その気配すら見られていない状況です。

そもそも、クスリや手術・放射線などではガンは治りません。「早期発見、早期治療」の呼びかけはもっともらしく聞こえますが、要するに早期に発見されたガン腫《しゅ》を即刻、手術で切除したり、抗ガン剤で攻めたりするだけの話で、ガンができないようにすることはもちろん、ガンを治癒させることもできていません。

進行状態（ステージ）によっても異なるとはいえ、過剰な治療がむしろ心身にダメージを与えたり、再発リスクを高めたりして、それが早期死亡という結果に至ることも多いのです。

ガンは細胞融合で増殖する

それでは、ガンはなぜ手術やクスリで根本治療できないのでしょうか。それは「ガンの真因・成り立ち」について考えてみると、よくわかります。

現代医学では、ガンは「突然変異したガン細胞が分裂・増殖する」としています。しかし、これは〝間違い〟なのです。

一般的なガン細胞は分裂などしません。私は、細胞分裂現象を見せるのは「ヒーラー細胞」という特別なガン細胞だけだと考えています。

一般のガン細胞は、分裂するのではなく、「血球が融合《ゆうごう》して増殖」しています。健康な体細胞も血球の融合によって形成されますが、それとまったく同じです。では、なぜ健康な細胞ではなく、ガン細胞が生み出されてしまうのでしょうか。

それは、種々の有害物質によって血液が汚された場合に血球の性状が異常化し、正常な細胞ではなく、病的細胞であるガン細胞をこしらえてしまうからです。事実、血液が汚れると、体内組織のあちこちに炎症が起こりやすくなります。その炎症が発生した場では、有害物質で汚れた赤血球やリンパ球が集まっていて、それらがガン細胞に発展しやすくなるのです。

この森下理論とほとんど同様の研究結果が、一九六五年にフランスのガン研究第一人者であるベルナール・アルペルン教授によって『パリ・マッチ』誌に発表されています。そこには「融合してガン細胞に発展していくための種子細胞の写真」が掲載されています。

このように、アルペルン教授および私の実験研究は、「ガン細胞は、分裂・増殖するのではなく、融合してできる」という事実を実証しています。

「分裂増殖」説の由来は何か？

ところが、「ガン細胞」といえば「分裂し増殖する」という誤《あやま》った認識が、いまだにキャッチフレーズのように唱《とな》えられています。私はそうした固定観念がガンの実体を見誤らせ、根治《こんち》を妨《さまた》げている最大要因になっていると考えています。

そうした固定観念から抜け出していただくために、唯一明らかな分裂現象を見せたガン細胞である「ヒーラー細胞」について解説をしたいと思います。

ヒーラー細胞は、動物の細胞培養《ばいよう》をする人なら必ず培養したことのある有名な細胞です。基礎医学研究者や臨床医なら誰でも知っています。「ガン細胞が分裂増殖するということを決定的に立証した細胞だ」とされているからです。

一般にはそのように思われていますが、私は最初から信じていませんでした。確か昭和三〇年前後のガン学会で、私は偶然、このガン患者からとられたという「ヒーラー細胞の分裂現象」の動画を観たのですが、通常のガン細胞では分裂増殖は起こっていないのに、このヒーラー細胞だけがなぜみごとな細胞分裂現象を見せるのかと疑問を覚えました。これこそが通常のガン細胞の増殖方式なのだというのですが、私には「ヒーラー細胞は、いくつかの特殊な負荷条件を重ね合わせて生じた異質な存在」にしか見えませんでした。

ヒーラー細胞の分裂現象を初めてこの目にしてから、すでに六〇年が経過しました。ガン患者はどんどん増えているのに、私の知る限り、いまなおヒーラー細胞以外のガン細胞の分裂現象は得られていません。

ヒーラー細胞の細胞分裂は本物？

まずは、ヒーラー細胞の出自に関する情報を整理しておきましょう。

ヒーラーさんことヘンリエッタ・ラックスさんは、アメリカのジョンズ・ホプキンス病院において子宮頸部《けいぶ》・偏平上皮《へんぺいじょうひ》ガンで一九五一年に亡くなっています。亡くなる数ヵ月前、局所組織の一部が試験切除されて、病名確定のために臨床検査室に送られ、同時に組織培養研究室にも回されたのです。

ところで、このヘンリエッタさんの子宮頸ガンは、普通のガンではありませんでした。ジョンズ・ホプキンス病院婦人科担当医のハワード・ジョーンズ医師のカルテによれば、ヘンリエッタさんは「無症性神経梅毒《ばいどく》」と「淋病《りんびょう》」に罹患《りかん》していたそうです。担当医は、そのことを本人に通告し、治療を受けるよう勧めたのですが、日常生活ではとくに支障がないことを理由に拒否された、と記録されています。

ジョーンズ医師は子宮頸ガンの治療を急ぎ、当時流行のラジウム療法に踏み切ります。子宮膣部《ちつ》の一部を切開して、ラジウム鉱の小片を組織に埋没《まいぼつ》・縫合《ほうごう》し、また、放射線がガン以外の健常組織に拡大しないように鉛《なまり》の防護膜《まく》を周囲組織に張りつけ、経過を観察しました。

つまりヘンリエッタさんのガンは、梅毒スピロヘータ微生物（トレポネマ・パリダム）や淋菌に冒《おか》され、さらにラジウム放射線を被曝していたということになります。こうした「格別な条件下のガン腫であったこと」を見逃すわけにはいきません。

そのためか、この痛めつけられた子宮頸ガン組織は、組織培養されて息を吹き返し、通常のガン細胞とは異なった「異常な行動」を見せることになりました。たまたまのケースが、細胞分裂現象の〝最も普遍的な細胞増殖方式〟となぜか誤解・誤認されてしまったのです。

異化作用でガンを消去する

話をガンの治療に戻しましょう。

大学研究室で二〇年間の基礎研究を終えた私は、一九七〇年からお茶の水クリニックを開設し、ガンの臨床に携《たずさ》わっています。クリニックを訪れる患者さんは、前述のように余命があとわずかなどと現代医学では見離された方が大多数ですが、ほとんどの方が確実に治っていきます。

ただし、家族や親戚に現代医学の医者がいる場合などは、私のクリニックの受診を止めら

れてしまうこともあります。私にいわせれば、

「そうした〝不要な阻止《そし》〟で患者さんにストレスを与えなければ、もっと多くの方がガンか
ら治癒されるのに残念だ」

と、思わないわけにはいきません。実際、私は多くの方々が自然医食療法によってガンを克服《こくふく》して自然治癒されていくサポートができたことを誇《ほこ》りに思い、感謝しているのです。

一般に、赤血球やリンパ球が融合して体細胞を合成していく生理機能を「同化作用《どうか》」といいます。その反対の機能を「異化作用《いか》」といいます。このうちの後者「異化作用」によって、ガン細胞などの腫瘍《しゅよう》細胞を元の赤血球やリンパ球に逆戻りさせることもできるというのが森下自然医学の理論です。「異化作用」というのは、聞き慣れない用語でしょうが、いわばデトックス（解毒《げどく》）です。どんな病気でも体内から有害物質を排出し、血液をきれいにしていけば細胞機能が正常化して元気になり、自然に病気は治っていきます。

身体の中から有害物質を排出して血液をきれいにすることは、断食、最近の言葉でいえば〝ファスティング〟や「適塩・玄米」の食事療法によって可能となるものです。自然医食療法は、単純にビタミン、ミネラルをより多く体内に摂《と》り入れるというような〝栄養療法〟ではありません。栄養摂取とはむしろ逆方向の代謝《たいしゃ》療法であり、断食と同等の「身体から有害物質や毒素などを排出する解毒・排毒作用」を、玄米・菜食の命綱《いのちづな》で生命維持を確実に確

保しながら、的確に促進するものです。

自然医食療法、すなわち玄米・菜食療法の基礎は「断食類似のメカニズム」といえます。フランスの栄養学会では〝ファスティング〟は「メスの要《い》らない手術」とも呼ばれ、最近日本では、女優の藤原紀香《ふじわらのりか》さんやＥＸＩＬＥのＡＴＳＵＳＨＩさんが〝ファスティング〟を行ったり、俳優の榎木《えのき》孝明《たかあき》さんが三〇日間不食を実行したりして注目されるようになりました。

しかし、完全断食は一定期間以上の継続は不可能です。そこで、数ヵ月から数年にわたって必要最小限の玄米と自然塩で生命を繋《つな》ぎ止めながら、通常では排出しにくい毒素を排出するように努めるのが森下自然医食療法です。

この方法を行うだけで副食や間食の量は減りますし、主食の玄米ご飯もよく嚙《か》んで食べることが必須条件ですから、食事の総量は自然に抑えられます。

体内に異化作用が進行すれば体重も落ちていきます。無理することなく〝適度な飢餓《きが》状態〟に体を保つことができるのです。当然、体脂肪も落ちます。それによって、体脂肪中に蓄積されていた有害物質もおのずと体から抜けていきます。

ただし、極端に体脂肪が少なくなりすぎても体力がなくなってしまいますから、おおむね「体脂肪率一三パーセント」ぐらいを目安にします。体脂肪率は中高年ともなると総じて高く、三〇パーセントを超えている人も少なくないので、一三パーセントという数字はかなり低いレベルです。この辺の数値に保たれていれば、血液の状態もよくなり、「ガン細胞から赤血球やリンパ球への逆戻り」という劇的変化が起こるというのが森下自然医学の理論です。

この「ガン細胞の赤血球・リンパ球への逆戻り現象」というのは血液生理学的な表現ですが、臨床的には〝ガン腫の自然退縮〟を意味します。たいへん重要な現象ですから、覚えておいてください。

「摂る」より「出す」ことが大事

現代栄養学では「朝食をしっかり摂ろう」などといいます。これは「朝一番にガソリン・スタンドで満タンにしてから出勤しないと途中でガス欠が起こる」というのと似た発想です。人間の身体を車体に見立てた考え方はわかりやすいかもしれませんが、生き物と機械は根本的に違います。「まず入れることが大切」ではないのです。

森下自然医学の理論では、人体の生理は排泄《はいせつ》が優先です。そもそも胎児時代の新陳代謝《しんちんたいしゃ》の産物「カニババ（胎便）」を、まず排泄してから赤ちゃんの腸管機能は始動し始めます。また人生の第一声・産声《うぶごえ》も呼気《こき》です。大人になってからの呼吸にしても、まず吐《は》くことが大事です。吐いたら、自然に吸うのが人体の呼吸の仕組みです。

「出してから、入れる」は、人体生理の基本だと考えられます。たとえば、相撲の世界を思い起こしてください。相撲取りの朝稽古《あさげいこ》は朝食の前です。もし朝食を摂ってから稽古を始めたら、食物は全部土俵《どひょう》の上に吐き出されてしまうでしょう。

朝七時の朝食がその日の生活エネルギーとなるわけではありません。その日一日の生活エネルギーは、むしろ前夜の睡眠中に仕分けされているのです。このため、相撲取りは稽古で猛烈な汗をかき、クタクタ、ヘトヘトになりますが、食事などせずに水と塩を口に含んでそれだけで頑張れます。

事実、東洋医学の世界では、午前中は排泄の時間とされています。私たちはもっと、「出す」ことの重要性に気づいていいと思います。

ガンを一〇〇日で治す森下療法

こうした治療原理に基づいたお茶の水クリニックでの臨床は、開業以来、毎日五〇人のガン患者が殺到しました。年齢は私と同年代か、むしろ年長の患者さんが来院されましたが、いずれも快調によくなられるのです。その快癒ペースは当時、週刊誌で「ガンを一〇〇日で治す森下療法」などと大々的に報道されたりしました。

理論的には当然の結果だったのですが、それが臨床において現実のものとなり、しかも予想をはるかに超える成果となって表れました。

この「一〇〇日快癒患者」には、共通する〝ある特徴〟がありました。それは、

・一九二〇〜三〇年生まれであること
・幼少期には、日本の正しい食生活で育てられていること
・成長期には十分な食事が与えられず、〝天然のファスティング状態〟に置かれたこと
・高齢期になって、普及し始めた「即席麵」やハンバーグを常用し発ガンしたこと

でした。

こうした方たちは、もともとの体質的ベースは良好だったのに、中高年となったころに一般化した「肉系食品」「食品添加物満載食品」の悪食《あくじき》を重ねたことで、発ガンに至ったのでした。それゆえ、その悪食習慣を改めるだけで本来の健康を取り戻していきました。最速でガンが治り、まさしく「ガンを一〇〇日で治す森下療法」の体現者となったのが、この方たちだったのです。これが、一九七〇〜七五年の時期に当たります。

しかしその後は、こうした現象は見られなくなりました。ガン患者の年齢が若くなるにつ

れて（一九三〇年以降の生まれ）、基本的体質が劣化したことで、だんだんと治りにくくなり、食事改善の効果が出るまでにより長期の時間が必要となったのです。そのころの日本人の食生活は相当めちゃくちゃになって、身体の中に食品添加物などの有害物質が蓄積されていて、それが悪影響を及ぼしたからだと考えられます。

「森下世界長寿郷調査団」始動

さて、開院から五年ほど経過した一九七五年のことでしたが、当時のソ連（現・ロシア）政府とインツーリスト（国営旅行社）が日本の代表的旅行業者を無料招待する、との話が耳に入ってきました。近い将来の日本人旅行客の大々的な勧誘のために、オフ・シーズンにモスクワ経由でコーカサス（グルジア、アルメニア、アゼルバイジャン）方面に招待してくれるというのです。

その当時、西側諸国への旅行は自由でしたが、共産圏の東側諸国はまだまだ狭《せま》き門でした。このため、旅行業者も呼びかけに応じて、即座に定員オーバーになりました。そのツアーに、私は彼らの「保健管理医師」として同行させてもらうことになったのです。

コーカサスといえば長寿の地域です。私は、「長寿地域の見学ができる」と、小躍《こおど》りしたい気持ちでした。コーカサス三国のどこかに長寿調査の突破口を見つけようと旅立ちました。そしてこの旅が、「臨床現場での予想以上の成果に対する解明」と「長寿郷の情報収集」という二つの課題を一気に解決してくれるチャンスになったのです。

このツアーでは、アゼルバイジャンのバクーからアルメニアのエレバン、さらにはグルジアのトビリシを回りました。バクーでの女性ガイドの友人が、なんとグルジア長寿学研究所所長・ピッツヘラウリー教授の秘書だという幸運にも恵まれました。同教授に面会できることになり、さらに私が調査団を組織して改めてグルジアを訪問する約束を取りつけることに成功したのです。

翌年五月、私ども「森下世界長寿郷調査団」の一行二十数人はモスクワのシェレメチェボ空港に着陸し、モスクワに一泊、翌日ドモジェドボ空港から憧《あこが》れのグルジア・トビリシに向かってフライトしました。コーカサス、とくにグルジアは陽光燦々《ようこうさんさん》、人々は芸術家肌です。その風土と食物と人間に、私は一目惚《ひとめぼ》れしました。

最初にお会いした一〇〇歳を超える長寿者からは、「自分の家のドアは旅人のためにいつでも開けておきなさいというのが、グルジア人のモットーだ」と聞かされました。その言葉を耳にして、戦後、日本人がどこかに置き忘れてしまった何かを教えられた気がしたものです。

世界の長寿郷の食生活はみな同じ

こうしてグルジア初訪問以来四〇年間、冬を除く年三回の森下調査団が始動しました。コーカサス山脈南麓《なんろく》、パミール高原の西・南・東麓、さらには新疆《しんきょう》ウイグル自治区、そして広西《こうせい》チワン族自治区の巴馬《パーマ》・広東《カントン》省の蕉嶺《しょうれい》など、東側諸国（旧ソ連・中央アジア・中国など）の長寿郷について六〇回以上の調査を重ねるに至ったわけです。

コーカサス山脈南麓に点在する長寿郷への訪問はそう簡単ではありません。たとえばコーカサス山脈中央の山奥にグルジアの長寿研究者でも入域できないスワネティという長寿郷があります。森下調査団も、グルジア長寿郷の訪問調査七〜八回目になってようやく、モスクワの監督官庁がＯＫを出してくれました。このとき、グルジアとアルメニアの長寿学共同研究者数人を帯同し、スワネティ入りを果たしました。

真夜中の三時にマイクロバスで出発した一行は、途中でジープ数台に分乗し、最後は徒歩でした。地元住民の協力を得ながら、午後一時過ぎに目的地に到着したときは、みんなヘトヘトでした。

日本国内には「グルジアで長寿調査をやってきた」などと公言する長寿学者や長寿学の権威者がいますが、コーカサス山脈の本物の長寿郷まで足を延ばした医学者はいません。グルジアの首都付近だけを訪ねて帰朝報告したり、疑似体験をまことしやかな著書にしたりしていることも少なくはないのです。

モスクワ経由で初めてトビリシに到着し、昼食となったときのことです。ホテルのレストランのテーブルには香草のペトルーシカが山のように盛られて調査団一行は思わず拍手をしました。われわれが香辛料のアジーカや岩塩とともにペトルーシカをあっという間に平らげ、お代わりを頼むと、レストランの従業員もビックリしながら笑っていたものです。

さて長寿郷の長寿者の食生活は、土地によって多少の違いがありますが、どこも共通するものがあります。一言でいえば主食中心主義だということです。

主食は、ムチャーディというイスラム社会のナンと、ママルィーガというトウモロコシからつくられた餅状の食物です。これらの主食とともに、自宅周辺の栽培野菜や、山菜も食卓に登場し、それらを前述のアジーカ（香辛料）や岩塩、それから「マツォーニ」というヨーグルトと一緒に食べます。

長命から短命に転じた沖縄県人

話は変わりますが、沖縄は日本一の長寿県だった時期があります。そのころ「沖縄の長寿日本一は豚肉食による」と唱える学者もいました。『長寿世界一は沖縄　その秘密は豚肉食だった』（ノン・ブック）という本まで出ています。

しかし二〇〇〇年以降になると、沖縄県は、男性の県別平均寿命で下位（二六位↓二五位↓三〇位、五年ごとデータ）に沈んでいます。その原因は、私の調査によれば沖縄県人が二つに大別されるからです。ひとつのグループは、「菜食・長寿組」。風土食ともいえるイモ、野菜、豆腐、海藻などを好み、肉はほとんど食べません。もうひとつのグループは「肉食・短命組」です。駐留米軍の影響を受け、肉・乳食を常食とし、多病化していきます。

森下調査団は、世界の長寿郷を過去四〇年に六〇回以上訪問していますが、その現地調査結果もまた、沖縄についての結論を裏書きしています。詳しいデータは省略しますが、総じて「穀菜食＝長寿」「肉乳食＝短命」なのです。

結論からいえば、穀菜食によって腸内の細菌叢《さいきんそう》が整えられ、排泄機能がうまく展開するのが健康長寿のカナメです。肉食や美食は便秘を招きやすく、体内に毒素が停滞しやすくなります。それが多病・短命を招くのです。そもそも「肉食」と「長寿」のゴッタ煮は無理な話というべきでしょう。

粗食の道は健康に通ず

一人の長寿者の食生活を紹介しましょう。

パキスタンのギラニさんは一九八〇年ごろの調査当時、一五五歳だという話でした。自己申告のため年齢は必ずしも確実ではないにしても、たいへんな長寿であることだけはたしかでした。

彼はパキスタン北部の標高一〇〇〇メートル以上の高地に居住し、五番目の奥さん（七五歳）との間に一二歳の末っ子がいました。これが事実だとすれば、ギラニさんが一四三歳、奥さんが六三歳のときに子どもをつくったことになります。

ギラニさんの主食は、ハルバという全粒小麦粉が主体の食品です。肉類は食べず、酒もイスラム教徒のため飲みません。食事内容はきわめて簡素で、低カロリーです。

こんな粗食では健康を保てないというのは、現代医学や現代栄養学の考え方で、それは誤りです。むしろ、世界の多くの長寿者は、天然の〝ファスティング〟ともいえるような食生活を送っているものなのです。それこそ〝粗食〟のほうが病気にならずに健康で長生きできる典型例といえます。

若い世代ほど早く死ぬ

ところが近年、世界的に最高齢生存者の年齢が下がってきています。かつて一九七〇年ごろは一五〇〜一六〇歳だった最高年齢が次第に下がって、一九九〇年ごろは一三〇歳になり、最近では一二〇歳以下になってしまっています。

日本でも、長寿で著名だった山梨県の上野原町（現・上野原市）棡原《ゆずりはら》地区でも、いまでは若い世代に生活習慣病が増え、親が高齢で元気なのに中高年の子どもが先に亡くなる〝逆《さか》さ仏《ぼとけ》〟現象が増えたりしています。その原因としては、交通の便がよくなり、加工食品・スナック・缶詰類が中高年世代に愛好されるようになったからです。

第二次大戦終戦直後の食生活は戦時下よりもさらに深刻で、人々はヤミ米・ヤミ食料で糊《こ》口《こう》をしのぎ、「米よこせ運動」が各地で頻発しました。食糧配給制崩壊の下に、外地から復員兵や海外開拓団員六〇〇万〜七〇〇万人が帰国し、収拾のつかない事態になったのです。食糧メーデーには二〇万〜三〇万人の労働者が皇居前広場に集まり、困窮《こんきゅう》も頂点に達しました。

私は、米以外の食料・食材などの買い出しに、前出の山梨県・上野原の棡原に出かけました。住んでいた家が上野原の隣《となり》駅・藤野にあったからです。

中央線の上野原駅から山道を三〜四時間歩くと棡原です。南向きの日当たりのよい山の斜面に、この集落はありました。

棡原の各家庭には小さな子どもが七〜八人はおりました。子どもたちの父親は、きこりの仕事で朝早くから高い山に出かけています。両方の乳房《ちぶさ》に一人ずつ乳呑児《ちのみご》を抱えた若い母親に「お父さんの弁当はワッパメシですか」と聞いたら、「重労働のときは『塩でしっかり握ったおにぎりでなきゃーダメだ』といって、きょうも五個持っていきました」との返事でした。

帰りは下り道です。リュックには甘藷《かんしょ》、豆類、大麦、陸稲《おかぼ》などがズッシリ腰と膝《ひざ》に荷重されて楽とはいえない道程でしたが、気持ちは軽やかでした。

しかし、私が息を切らしながら歩いたこの山道は、やがて誰も歩かなくなりました。それは上野原駅と棡原とを結ぶバス路線が開通したからです。

棡原集落の各家々には、たいてい一〇〇歳前後の長老がおられて、周辺の畑などで野菜づくりや草むしりなどの軽作業をしておられました。その中のお一人の言葉が印象に残っています。

「バス開通でみんな喜んでいるが、この便利さは悪魔かもしれねぇヨ。棡原の命取りになることだってあるだぁべぇヨ」

そのころから、若い世代の一部は出稼ぎのため山を下り、町の生活に馴染んでいました。そして開通したバスは、町のスーパーに並べられている加工食品やスナック菓子類を村に持ち込んで、伝承されていた食生活の規範が揺《ゆ》らぎ始めたのです。

昭和四〇年代以降になると、町の生活を覚えた若い世代がバタバタ死に始めました。長老世代が子ども世代の葬式を営《いとな》むことになりました。まさしくバス路線の便利さは〝逆さ仏〟現象を招きました。長老の不安がズバリ的中したのです。

「絶食」が長寿者を生む

同じ傾向は、日本以外でも見られます。たとえば現在の世界の百寿者（一〇〇歳以上の長寿者）は、すでに述《の》べたようにコーカサス地方やパミール地方などがほとんどなのですが、この地域の中でもイスラム教徒で徹底したラマダン（イスラム教による断食期間）を行った年配の人にきわめて多くなっています。

ラマダンでは日の昇っている間は絶食します。それがデトックス効果をもたらし、体内に蓄積された毒素が排出されて、血液も細胞も元気になるのです。それが彼らの長寿の大きな理由といえます。

前述のグルジアも長寿者の多い地域です。人々は、ラマダンの絶食とまではいきませんが、満腹するまで食事を摂ることはけっしてありません。長寿者は一様に「満腹するくらいなら、空腹でいたほうがいい」といいます。みなスラリと痩《や》せていて、肥満の長寿者はいません。

世界的長寿郷の長寿者たちは、ストレスのない穏《おだ》やかな生活ができることと、いずれも高地に住んでいることが共通しています。コーカサス地方も、世界の屋根・パミールも、中国奥地の長寿郷・巴馬も同じです。巴馬長寿郷の周辺は小腸絨毛《じゅうもう》のように山々が屹立《きつりつ》していて、宇宙エネルギーを吸着するアンテナのような役割を果たしてくれているようでした。

私は、二〇一五年には二回も中国に出かけて長寿者調査を実施しましたが、最近の長寿者について気づいたことがあります。上海《シャンハイ》周辺など都市部の長寿者と、巴馬など奥地の長寿者には明らかな違いがあるのです。両者は「都市型長寿者」「自然順応型長寿者」として、区別して扱う必要があります。

巴馬などの自然順応型長寿者は、最近でも粗食を原則とし、畑仕事などもして活動的です。しかし、上海など都市型長寿者は交通も便利で、奥地の長寿者ほどには身体を動かしません。このため同じ長寿者といっても、比較すると都市部の長寿者のほうが消化管の状態が悪く、その違いは歴然です。

ガンによる浄化作用

さて話をガンに戻すと、見方を変えれば、ガンという病気になるのは必ずしも悪いことばかりでもありません。むしろガンを「体内が有害物質で汚染された警鐘《けいしょう》」だと捉《とら》えるのが森下自然医学の考え方です。

いまのようにガンが多くなかった一九五〇年代より前の時代には、血液が有害物質で汚染されると人間は敗血症《はいけつしょう》となり、解毒機能が劣化してすぐに死んでいきました。敗血症は血中に細菌類が繁殖する異常状態です。これに対しガン腫は、血が汚れたとき警鐘を鳴らすように、血を浄化しようとしてできる性質を持っています。

いわば、敗血症で亡くなる前にガンにかかることによって、ガンという浄血装置で有害物質を排出するチャンスをもらえたと見ることもできます。その点からいえば、ガンは敗血症による処刑が先延ばしされる、一種の猶予《ゆうよ》期間という側面もあるわけです。

ですから、ガンになってしまったら、まず食生活をはじめとする生活習慣など「自分のやってきたことすべて」を反省することから出発すべきです。そういう機会を、病気になったことで与えられた。そんな謙虚な気持ちを持つことも大切です。そのような意識でガンと向き合えば、病気も必ず治ります。

ガンを悪魔の巣窟《そうくつ》のように唾棄《だき》すべきものとだけ捉えるのではなく、むしろガンに感謝する。

そういう精神状態になると、人間的に成長することさえできるようになります。心の状態がそのようになることで、やがて病気も自然に治っていくのです。

塩の〝塩梅〟

さて、日本の和食は二〇一三年に世界文化遺産に登録されました。和食といえば、私の若いころの思い出があります。研究室時代からご教示いただいていた桜沢如一先生と、奥様のリマご夫妻から誘われ、懐石《かいせき》料理・辻留《つじとめ》にご相伴《しょうばん》させていただいたことが何度かあります。辻留の先代・辻嘉一《かいち》氏は、ご承知のようにNHKテレビ「きょうの料理」で人気を博し、その頑固一徹《がんこいってつ》な料理に対する姿勢が多くの人に支持されたカリスマ店主でした。

毎回、産地別の塩が入った小さな壺《つぼ》が二〇〜三〇個ほど収納された塩箱を食卓に持ってこられて、「本日の気温・湿度にはこの塩が最適かと存じ、これにて調理させていただきました」と、おっしゃるのです。

ところが、一度だけ桜沢先生が頷《うなず》かれなかったことがありました。別の塩壺を指し示して、「きょうは、こちらが正解でしょう」というのです。言葉には覇気がこもっていました。名人同士のやりとりというべきでしょうが、その場にいた私は「なるほど、塩の塩梅《あんばい》こそが和食の奥義《おうぎ》なのだなあ」と心に深く刻みつけられたものでした。

塩の重要性を示すエピソードをもうひとつ紹介しましょう。インド独立の父として知られるマハトマ・ガンジーに「塩の行進」という歴史的逸話があり、塩が産業としても人間の身体にとっても重要なことを示してくれます。

一九〇〇年当時、インドはイギリスの植民地でした。支配層だった英国人がイギリス製塩業発展のためにインドに英国産輸入塩を持ち込むと、インドの製塩業は衰退し、インド国内の塩は値上がりするとともに流通量が激減したのです。塩不足や減塩状態は、産業的にも生命力の面でも、インド人の活力を次第に奪《うば》っていきました。

このとき、英国産食塩の専売制に反対する抗議行動に立ち上がったのがガンジーでした。「塩を製造する自由を！」を旗印《はたじるし》に、インド東海岸に向けて「塩の行進」を開始し、賛同した人々とともに東海岸に到着すると、その地で製塩作業を開始したのです。

この製塩所は統治側の英国官憲によって強制排除されてしまいますが、撤収して塩の行進出発地に引き返すガンジーを、沿道を埋め尽くした民衆は大きな歓声で出迎えたのでした。

塩は高血圧を招かない！

製塩産業がインドの命綱であったように、人間にとっても塩は命綱です。ところが昨今、現代医学は「塩の摂取をやめろ」と大合唱するようになりました。

塩は摂りすぎると高血圧になるとか、減塩すれば健康になるというのが現代医学の考え方ですが、これは大きな間違いです。減塩しただけで血圧の下がる人はほとんどいませんし、塩分を摂ると血圧が上がるというのも事実ではありません。

健康な人間の身体なら、余分な塩分は排出する調整機能を持っているからです。そのため血圧には、あまり影響しません。事実、たとえばあるテレビ番組で、五人のモニターに厚生労働省の摂取基準である一日一〇グラム（男性、当時）を超える二〇グラムの自然塩を摂らせる実験を行ったところ、血圧への影響はまったくなかったことがあります。

ただし、塩といっても、自然塩と化学製品である化学塩とは区別して考えねばなりません。いわゆる「九九・八パーセントの化学塩」は、塩化ナトリウムという化学物質にすぎませんから、本来「食塩」と呼ぶべきではありません。この塩化ナトリウムが、内臓に悪さをしたり高血圧を引き起こしたりします。

一方、食用として用いられる自然塩は、海塩や岩塩などの自然界に存在する塩で、硫黄《いおう》、鉄、銅、亜鉛《あえん》、コバルト、マンガンなどといったさまざまなミネラル分を含んでいます。生命が求める本来の塩です。もちろん高血圧を起こしたりはしません。

要は、ミネラル分をたっぷり含んだ自然塩は人間にとって有用であり、減塩とか禁塩とかは、まったく無用だということです。もし必要以上に食べ物に入れすぎたりすれば、塩辛くて食べることもできないでしょう。

塩分は体内ではつくれない

塩分をたくさん摂っても心配は要《い》らないことの証明は、六三ページで述べたケルヴラン博士の生体内元素転換理論です。「摂取したナトリウムは、元素転換により二五パーセントが消失した」という実験結果を紹介しましたが、私自身も元素転換理論を裏づける実験結果を学会誌に報告したことがあります。

それは、腎臓《じんぞう》から尿管に排出される尿の中のナトリウムとカリウムが、ある生薬の投与に反応してナトリウムが増えればカリウムが減り、ナトリウムが減ればカリウムが増えて、シーソーのように増減を繰り返す事実でした。

これがナトリウムとカリウムの元素転換現象です。

つまり、人体はナトリウムが多量であれば、みずから調整するのです。

塩については、一般には悪者であるかのようにいわれることが多いので読者も戸惑うかもしれませんが、塩が高血圧の原因になるなどという事実はありません。また高血圧をことさらに警告するのは、血圧の正常範囲を厳しくすることによって、本来は高血圧でもなんでもない人にも降圧剤を売りつけることができるからです。そんな〝陰謀〟に都合がいいこともあって、現代医学は声を合わせるように「減塩、禁塩」と塩を摂らないほうがいいと大合唱するのです。

逆に塩の摂り方が不足すると、どうなるのでしょうか。塩分は体内でつくることができないため、より悪影響があります。視野を海外に広げると、塩を摂取しないと短命になるという実例もあります。

アフリカのマサイ族は、塩を摂らず高血圧は少ないといわれましたが、寿命が短いとされています。高血圧など生活習慣病は少ないかもしれませんが、若くして亡くなってしまうのだから、それも当然です。また、アマゾンの先住民・ヤノマモ族も塩の存在を知らずにいた民族ですが、彼らの血圧は、上（収縮期）が一〇〇、下が四〇～五〇程度しかなく、このため平均して四〇歳までしか生きていません。

高い血圧でも破れない血管を

一般に、長寿者は血圧が高いのです。一九七六年にグルジアの超長寿者五～六人の血圧を測《はか》ったことがあります。御年一五二歳の長老のほか、一三〇代後半の〝若手〟でしたが、血圧の上（収縮期）は三四〇から三五〇ほどでした。彼らはみな、ブドウの蒸留酒・チャチャを飲みながら葉巻を吸うのが日常の習慣でした。それでも病気をせずに長寿なのです。ちなみに、酒のつまみは、薬草と岩塩などからつくられる香辛料のアジーカでした。

血圧が高いとして、それがもし不摂生や悪い食生活の結果としての高血圧なら生活を改める必要がありますが、人間はそもそも歳を重ねるとともに血圧が高くなっていくものなのです。したがって、若いときより高血圧になっていても、それに身体が適応できていれば十分に長生きすることができます。

グルジアの長寿者をはじめ長生きするような人々の血管には、もともと弾力性があります。血圧には個人差があるわけで、「二〇〇歳まで生きるにはそれくらいの高い血圧が必要なのだ」などと長老は語っていました。高い血圧でも血管が破れないような弾力性が、一〇〇歳を超える長寿を支えているともいえます。

タッキリ・マカンの塩

「タッキリ・マカン」とはウイグル語で「一度入域したなら二度と生還することはできない」という意味です。それが圧縮された「タクラマカン」が、天山《てんざん》山脈南方に広がる大砂漠の名称となりました。

私が中国の新疆ウイグル自治区で長寿調査を始めたのは一九八四年のことですが、当時は区都ウルムチから目的地カシュガルへの直行便はありませんでした。小型プロペラ機で、途中アクスで給油しながらのフライトでした。

小型のプロペラ機でしたから、低空飛行です。まるで立体的な地図の上を飛んでいるようで、地上のアヒルや羊の大群、畑仕事をする人々、モスクなどが手の届きそうなくらい近くに見えました。そのとき、同行していた誰かが「砂漠のへりに雪が積もっているぞ」といったのですが、着陸してみたら雪ではなく塩でした。地表一面が塩で、まるで雪のように見えたのです。

日本全体をすっぽり収納できるほど広いタクラマカン砂漠の底の塩水が、灼熱《しゃくねつ》の太陽によって塩の結晶になり、塩砂漠をつくります。このタッキリ・マカンの自然塩は、全世界で消費される塩を、今後少なくとも一〇〇年間はまかなうことのできる量があるそうです。

製塩業の中国人管理者によれば、「天山南路も西域南道も〝絹の道《シルクロード》〟として有名ですが、ここは昔も今も〝塩の道〟なのです。人もラクダも旅の伴侶《はんりょ》として塩を活用し、塩がなければ絹の道は踏破できません」とのこと。タッキリ・マカンの製塩業は、人やラクダが歩き始めて道ができるはるか以前から行われていたといいますから、やはり〝絹の道〟ではなく、もともとは〝塩の道〟だったのでしょう。

ナン（主食）とチャー（茶）

世界の屋根・パミール高原東麓にある標高一五〇〇メートルの宿場町・カシュガルでは、

招待所のホールに、この地区の百寿者たち一八人に集まってもらいました。時期は春先です。私は、食事はどうされているのかを尋ねました。

「昨日の朝食は、何を召し上がりましたか」

私の質問が何人かの通訳を経由して長寿者の耳に達すると、それぞれに「ナンとチャー」という反応が返ってきました。ナンは小麦などの穀物をひいて塩水で練《ね》り、竈《かまど》で焼いた彼らの主食です。チャーはお茶です。

「それでは昨日の昼食は何を？」

「ナンとチャー」

「では夕食は？」

「ナンとチャー」

私の質問に対する答えは、いずれも「ナンとチャー」だけしかありませんでした。農作物を収穫できない冬季には、長寿者たちはナンという主食だけで一冬を過ごすのです。

「塩分はどのようにして摂取していますか」

と私が質問すると、一人の長寿者が自分のナンを一部ちぎって渡してくれました。かなり塩分の効いたナンでした。〝塩ナン〟は長旅にも用いられます。塩抜きではスタミナ切れになるのです。

新疆ウイグル自治区でも西域南道・ホータンは、断トツの長寿郷です。そこは、ナンの塩分量がきわめて高く、ナンづくりの竈は、塩の結晶で真っ白になっていました。どこの家の竈も、日本の雪国のカマクラのように真っ白だったのです。

冬季は主食だけの半断食に近い食生活で、身体の新陳代謝を異化作用に傾けます。それによって体内毒素を排出することが、彼らの寿命延長に繋《つな》がっていたのです。

私ども森下調査団は、四〇年前から合計六〇回以上にわたってこのような世界的長寿郷の実地調査を重ねてきたのですが、これら長寿郷は、いわゆる「絹の道（シルクロード）」の主要幹線路に位置しています。そこで私は、これらを総括して「シルクロード長寿郷」と命名しました。

そこには、現代栄養学のタンパク質必須論などとはまったく無縁に、百寿まで生きてこられた現実の重みがありました。こうした長寿郷の食習慣こそが森下自然医学の食事療法、つまり自然医食療法へと繋がっているのです。

命を宿す「塩」

ネパール人は、紅茶に塩とバターを加えた「チベット茶」を一日に何杯も飲みます。現代の日本人以上に食塩を摂取しているので、現代医学では「非健康的飲茶」といわれることでしょう。しかし、こうした食習慣を持つネパール人のうち、高血圧症があるのは小麦を主食とするグループに限定され、ソバを主食とするグループは高血圧症とは無縁です。

塩は人類の歴史とともにありました。海辺に住む人類は、塩の重要性を承知してみずからの手でつくりだしたのです。古代中国の黄帝《こうてい》時代、宿沙《しゅくさ》氏が海水を煮詰めて塩をつくったといわれます。

この塩は医薬品として、また、植物および動物食品の保存料や日常食生活の食材として供された記録があります。後の「夏《か》」の時代には、一般庶民が塩を食材として購入するようになりました。当時の政府はこれに課税し、財源にしたそうです。

中国の詩人・李白《りはく》は塩をひとつまみ舐《な》めては酒杯を傾け「一斗《いっと》百篇」とたたえられました。またメキシコのテキーラは塩を舐めながら飲みます。牧場の一角に若者が集《つど》って一晩中踊《おど》り明かしますが、このとき、塩が不足するとたちまちダウンです。しかし塩の補給が十分なら、ダウンを免《まぬが》れることができます。

人間だけでなく、動物でさえ塩の重要性を知っています。ゾウ、ウシ、ヤギなどの野生の草食動物は、岩塩の露出部や塩水の吹き出し口などを知っているのです。夜間には、肉食獣の襲来を覚悟のうえでその場所に行き、一頭が犠牲《ぎせい》になることと引き替えに多数が塩を摂取します。そうまでして、種属の保存が図《はか》られているのです。

このように、塩にはエネルギーが秘められています。その事実を無視し、塩を高血圧と結びつけて悪者扱いする現代医学に騙《だま》されてはいけません。

米飯は半減、肉は一〇倍

現代人の食生活に大きな影響を与えたのが冷蔵庫です。冷蔵庫の普及によって食品保存のために使われる塩は減りました。

すでに触れたとおり、一九五〇年以前の日本では、戦時は別として日常の副食として味噌汁、漬《つ》け物、魚の塩焼きなどが並ぶのが普通でした。塩は調味料、保存料としていっぱい使われていました。塩分の一日平均摂取量は当時二〇〜三〇グラムでした。

これに対して、塩分摂取が多すぎるとして減塩指導が行われたのですが、その根拠は欧米人の塩分摂取量でした。ヨーロッパ人は一日六〜八グラム、アメリカ人は八〜一〇グラムだから欧米並みに減塩を、というのですが、欧米は肉食が中心で肉自体が強塩食のため塩分摂取が過剰になりやすく、もともと塩など無用なのです。その〝違い〟を見逃していることについてはすでに指摘したとおりです。

日本人は減塩する必要などありません。減塩論は、東西の食卓の食品構成の違いを無視した暴論というべきです。

しかも、減塩・禁塩への運動は、すでに述べたパン・牛乳食の普及と連動するように進められたため、日本人の塩の摂取量が激減するのと軌《き》を一《いつ》にするように米穀消費量も減少しました。一九六〇年に一人あたり年間一二〇キロあった米穀消費量が二〇一〇年には五七キロと半減以下になっています。そして食肉の消費は、この間に一〇倍近くにまで激増しているのです。

「減塩、禁塩」ばかりの昨今の日本人の食生活は相当に危機的な状況です。むしろ、塩分摂取が多すぎるかのようにいわれた日本のかつての食生活のほうが、よほど健康的で優れていました。誤った減塩・禁塩運動に乗せられてはいけません。適切に塩を摂るべきなのです。

自然医食療法は適塩・玄米食療法

ただし食塩、すなわち自然塩と、化学的製法による化学塩とは別物であることを知っておきましょう。化学塩はやめ、ミネラル豊富な海塩、岩塩などの自然塩に替えるべきです。

また、自然塩は強力な生命エネルギーを持っている食材です。自然塩の摂取量が増えると、脳神経や内臓において〝気《き》〟のエネルギーが高まります。エネルギーを持った塩は、体内の冷えた部分を温め、ガンを制する作用があります。食材に和《あ》えると、穀物、野菜、魚などの食品の〝気〟をばぁーんと高める作用もあるのです。

自然医食療法においては、必須栄養素が豊富に含まれた玄米とともに、ミネラルを含み、エネルギーの源《みなもと》である塩はたいへんに重要です。自然医食療法は「玄米食療法」とされることが多いのですが、正確には「適塩・玄米食療法」というべきでしょう。

第五章　病気は「適塩・玄米食」で治る

三白食品をやめる

病気は誤《あやま》った食生活によって引き起こされるのですから、治すことができます。そもそも、食べ物で病気になっているのです。それを治すには、食事を正すことです。食事で病気を治せるということは、食事によって血液をきれいに保ちつつ元気な細胞をつくれば病気にならずに、健康で長生きできるということです。

そもそも、病気になってから治すよりも、病気にならないように毎日の食事で健康を維持するほうがいいのです。いつも健康でいられるような食事は、身体の自然治癒力を高めるため、病気を防ぐだけでなく、心身の不調を治します。

それこそが「食養生《しょくようじょう》」といえます。ですから、ガンにかかる人が増える五〇代、六〇代以降の方にはぜひ食養生に注目していただきたいのです。

お茶の水クリニックでは、クスリは使いません。血液を汚す有害物質のクスリで病気は治りません。病気はすべて食事の質を改善することで根治《こんち》させる方法を取っています。

もちろん、患者さんそれぞれに病状は異なりますので、指導する食事内容は違ってきますが、基本となるのは「適塩・玄米食」、つまり肉、牛乳、卵を食べない、さらに化学塩ではない自然塩を適切に摂《と》りながら、白米、白砂糖、化学塩などの精白《せいはく》食品をやめること。ここがポイントです。

白米、白砂糖、化学塩をまとめて「三白食品《さんぱく》」と呼びます。三白食品は、いずれも精製されることによって必須ミネラルが削《そ》ぎ落とされていて、ほぼ純度一〇〇パーセントに接近したほとんど化学物質に近い存在となり、正常な代謝《たいしゃ》作用を阻害することで、血液を汚し、細胞機能を損《そこ》ねるのです。

白米より玄米、胚芽米

一般に、精白していない穀物は、それ自体でバランスが取れています。

中でも玄米は、栄養バランスの取れている食品の代表です。未精白の穀物には胚芽《はいが》が含まれていますが、この胚芽はビタミン、ミネラル、酵素を含む栄養分の宝庫なのです。老廃物を排出して、汚れた血液の性状を正常に戻す機能があるだけでなく、健胃、整腸、強肝作用があることもすでに見たとおりです。

食品に含まれる脂肪分は、飽和《ほうわ》脂肪酸と不飽和脂肪酸に分かれます。肉の脂身《あぶらみ》やバターなどに多く含まれる飽和脂肪酸は常温で固まります。オリーブ油、コーン油などに多く含まれる不飽和脂肪酸は、常温では固まりにくく、人間の身体の中でも液体です。

胚芽の脂肪は植物性の不飽和脂肪酸を含むため、血液の汚れを取り、動脈硬化を予防し、血管を若返らせます。肉食の弊害を取り除くことができるのです。

また、前述のように、動物性タンパク質食品や三白食品を摂ると胃腸の働きが弱まってしまいますが、胚芽は胃腸の機能を回復させる働きがあります。このため、便秘が解消したり、毛髪が黒くツヤを取り戻したり、弱った視力が回復したり、疲労を感じなくなったりするのです。

かつて日本人は玄米を食べていました。白米になったのは江戸時代からです。都会である江戸では玄米を食べなくなったためにビタミンB_1が不足し、「江戸患《わずら》い」といわれる脚気《かっけ》が流行《はや》るようになりました。地方武士も江戸勤務中には脚気になりがちでしたが、国許《くにもと》に帰ると治るのです。玄米の力です。

現代人も玄米食に戻るべきです。玄米のほうが白米より残留農薬が多いなどという指摘もありますが、それはまったく心配いりません。玄米には有機水銀や老廃物を排出する機能があるからです。実際に生理レベルでチェックすると、体内に残留する農薬は、玄米食を続けている人のほうが白米食者よりも少なくなっていました。

玄米をよく噛んで食べる

玄米の排毒効果を示す、こんな話もあります。

長崎・原爆投下後の玄米による脱「原爆症」の実例です。長崎の浦上《うらかみ》天主堂の爆心地の北東に、「浦上第一病院」がありました。

ここの地下壕には玄米と塩が備蓄されていました。原爆が投下されたとき、その病院の秋《あき》月辰一郎《づきたついちろう》医師は、みずからも被爆しながら大勢の被爆者たちの救護に当たりました。地下壕を開けたら玄米が何百俵もあったので、ドクター秋月は、塩味の玄米握り飯を毎日一〇〇〇個もつくり、さらには塩辛い味噌汁を用意して六〇人の病人、二〇人の職員、さらに原爆投下後に辿《たど》りついた被爆者たちに与えたのです。

すると、被爆して洋服も溶けてなくなってしまった人々でさえ原爆症の症状が出なかったというのです。彼らはそれからも長生きし、「『玄米と塩だけの塩辛い握り飯と味噌汁のおかげで助かった』と感謝された」と秋月氏は、かつて桜沢先生の門下生の集まりで語ってくれました。

このエピソードは、玄米のデトックス効果と塩の持つエネルギーの高さをはっきり教えてくれます。

玄米は、成分組成が人間の身体にとって最良のもので、もちろん現代人にも変わらぬ効用があります。玄米は食べにくいと思っている人も多いようですが、よく噛《か》んで食べると、唾液がよく出て、消化、滅菌などの効果を高めるとともに、歯やあごを鍛《きた》えてくれることにもなります。

なお、最近よく聞く「胚芽米《はいが》」は、玄米から表皮ぬか層のみ取り除いて胚芽を残したものです。胚芽は、米でもいちばんの有用成分の結集部分で、それを除去して食べるのは悪い習慣です。ただし、一分搗《いちぶづき》胚芽米で、胚芽が全体の二分の一になることを知っておいてください。

胚芽米には雑穀を加えると、さらにいいでしょう。

自然塩を一日一五〜二〇グラム

現代人の食生活を見ると、砂糖の消費量が多いことがまず指摘できます。とくに白砂糖には注意が必要です。というのは未精製の砂糖、すなわち黒砂糖にはビタミン、ミネラル分その他の有効成分が含まれていますが、精製された白砂糖は、加工によってそれらが削ぎ落とされてしまった甘い味だけの化学物質なのです。

白砂糖は黒砂糖に替えましょう。またハチミツは、非加熱の完熟蜜なら合格。ただし、加熱をするのは御法度《ごはっと》です。有用性のキメ手である酵素分が、熱で台なしになってしまうからです。

塩については、自然医食療法では一日一五〜二〇グラムを摂るように指導してきました。

もちろん、質のよい自然の塩であり、化学物質の塩化ナトリウムではダメです。

魚は「小魚を丸ごと」がベスト

食品に関しては「肉はダメ、魚がいい」と信じ込んでいる方が意外とたくさんいます。「肉がダメ」というのは正しいとしても、魚なら何でもいいというわけではありません。できるだけ小魚を食べましょう。

というのは、食物連鎖により、大きな魚ほど化学物質や発ガン物質がたくさん蓄積されているからです。小魚にも微量の化学物質は含まれていますが、それを食べた中型の魚では濃度が上がります。さらにその中型魚を食べた大型の魚では、もっと高濃度の化学物質が蓄積されてしまいます。

日本人はマグロをはじめとする高級魚を好んで食べます。しかし、マグロなどの大型の魚からは水銀をはじめ有害な化学物質や公害物質がしばしば検出されます。それに比べると、イワシをはじめとする小魚や貝類、ホヤ、ナマコ、小型のイカ、タコなどは、有害物質がはるかに少ないのです。

さらに小魚は、骨まで丸ごと食べることもできます。その「丸ごと食べる」という点が、健康に寄与《きよ》するのです。

気候、風土、体質に適した食養生

要するに、動物性タンパク質食品や三白食品をやめ、玄米・雑穀と野菜や海藻そして小魚貝類などをメインとした穀菜食に切り替えるのが自然医食療法なのです。穀菜食では、次のような自然食品などを腹八分目ほど食べます。

・玄米など未精白の穀物、自然栽培の野菜、野草
・豆乳など大豆加工食品、海藻類、小魚、貝類
・味噌、醤油、自然塩、黒砂糖、熟成ハチミツ、オメガ3系植物油などの自然調味料
・漬《つ》け物、納豆、乳酸菌飲料、酒など発酵食品
・その他、間食するなら、木の実、せんべい（玄米、雑穀）、季節の果物など

いずれも、日本人にとっては「暮らしている土地の気候、風土、体質に適したもの」です。これを積極的に摂って代謝を高めることで、血液の汚れをなくし、健全な細胞をつくっていくのです。

ただし、昨今の自然環境の劣化などにより、これらの自然食品のミネラル分が少なくなっ

たり、酵素の活性が弱まったりしている面もあります。そのために、不足する栄養成分を健康食品で補います。

中でも「胚芽」「葉緑素」「酵素」が代表的な「森下三大健康食品」が重要です。

①胚芽は有用成分の宝庫

胚芽は、有用不可欠なオールマイティーの健康食品です。誰にとっても、生体に必須の有用成分が補給できます。

玄米の胚芽は申し分のない健康強化食品であり、小麦胚芽でも同様です。体質の正常化、基礎体力アップに欠かせない健康食品で、とりわけ優れた強肝作用、解毒《げどく》作用がある点は注目に値します。

②葉緑素は体細胞を活性化する

葉緑素は、クロロフィルとも呼ばれる植物体の緑葉色素です。光合成《こうごうせい》を行い、太陽エネルギーを生体エネルギーに変換する役割を果たしています。

血液が汚れ、体細胞の質が劣化している場合は、早急に玄米菜食への切り替えが必要です。しかし、すぐに玄米菜食に馴染《なじ》めないという人は、まずは葉緑素を多めに摂るといいでしょう。葉緑素は血液を急速にきれいにし、体細胞の活性化を図《はか》る作用がひときわ優れているからです。

貧血患者に葉緑素を経口投与すると、貧血が急速に回復します。そのほか、身体の新陳代《しんちんたい》謝《しゃ》を促進し、アレルギー反応を鎮静化する効果もあります。

また病原菌の活動を弱めるので、傷の治りを早めるほか、胃潰瘍《いかいよう》をはじめとする消化器系疾患《しっかん》や、皮脂腺異常による体臭《たいしゅう》の除去などにも効果を発揮《はっき》します。

③酵素は肉食が原因の疾患を改善

酵素は、人間の身体の中で消化や新陳代謝をサポートする、身体にとってなくてはならない物質です。老廃物を分解・処理し、血液を急速にきれいにします。

酵素活性が高まると、まず肝臓や腎臓の機能が回復します。また血管に弾力を持たせて強めるので、心臓病や脳卒中に効果があり、循環障害、炎症、ガンなどを癒していきます。

健康な身体では、古い体細胞が新しい活性化した細胞に置き換えられています。これが細胞の新陳代謝です。その複雑な化学変化を、バランスを保ちながら進めさせるのが酵素なのです。酵素不足になりがちな現代人にとっては、酵素は身体の細胞の活性を高めるために必須の健康強化食品といえます。

酵素の効果を経験的に知っていた日本人は、昔から酵素を豊富に含む発酵食品に親しんできました。たとえば、味噌、醬油、漬け物、納豆、酒などです。

酵母菌が繁殖するこれらの発酵食品には、良質な消化酵素や新陳代謝酵素がたくさん含まれています。このため肉食を原因とするような疾患は、発酵食品をしっかり摂取すれば、酵素によって肉食毒素が分解されるために異常な症状を解消していくことができるのです。

なお健康食品として売られている酵素には、大別して白糖抽出法によってつくられたものと、黒糖醸造法によるものがあります。白糖抽出法は精製した白糖を用いて抽出しますが、黒糖醸造法は野菜などの原料を黒糖で醸造します。質的には、後者のほうが断然すぐれていることは、ここまでお読みいただいた方はもうおわかりだと思います。

腸内の乳酸菌が示す実年齢

味噌、醬油、漬け物、納豆、酒など発酵食品はたいへんなパワーを持っています。

人間の腸内細菌は多数の雑多な菌種によって構成されており、一〇〇種以上の菌が腸内に常在します。腸内細菌でもとくに乳酸菌は老化と深い関係があり、赤ん坊の腸内細菌は大部分が乳酸菌やビフィズス菌です。

ところが、年齢とともに乳酸菌は少なくなっていきます。その一方で大腸菌や、腐敗《ふはい》菌、病原菌は年齢とともに増えていきます。つまり、腸内の健康な乳酸菌の割合は、人間の実質的な年齢を表示しているともいえるのです。

赤ちゃんでも、母乳でなくミルクや人工乳で育てると腸内の乳酸菌が少なくなります。母乳で育った赤ちゃんより腸内状況が早く年寄りのようになってしまいがちです。最近の若者が、一般にからだが大きくて早熟・早老の傾向が見られるのは、牛乳からつくられた人工乳の影響で、腸内の善玉菌が減少しやすく、逆に腐敗菌や病原菌などの悪玉菌が増加しやすいからだといってよいでしょう。

このような腸内の細菌の状態や、細菌の性状に大きく関与するのが酵素なのです。ですから、ぬか漬けなどの発酵食品は、手軽に食べられ、乳酸菌を増やして腸内細菌叢のバランスを整えることによって、血液をきれいにし、全身の細胞を元気にして内臓機能を高めることができます。

発酵食品こそスタミナ源

また発酵食品は〝気《き》〟のエネルギーを持っています。たとえば世界的長寿郷のグルジアの人々が常食している発酵乳製品は、「マツォーニ」という、コーカサス地方のヨーグルトです。彼らは腸内に大量の乳酸菌を持っていて、グルジアの一二〇歳くらいの長寿者でもその腸内年齢は若く、一般的日本人の四〇歳くらいに該当することが判明しました。

そのせいか、彼の地の人々は長寿者でも若々しいのです。一四六歳だという女性などは、アルコール度数七〇度以上という「チャチャ」というウォッカに似た蒸留酒を毎日コップ一杯飲み干しているとのことでした。

性的な年齢も同様で、グルジアでは「長生きしたいなら幸せな家庭を築きなさい」といわれるそうです。その言葉のとおり、七〇〜八〇歳で四〇代の女性と再婚して子どもをつくったり、九〇歳を超えて性的能力を失わない長寿者もたくさんいました。

もちろん、ヨーグルトにもいろいろ種類があります。種類によって持っている生命エネルギーにも高低の差があります。

たとえば、日本でよく知られる「カスピ海ヨーグルト」は、グルジアの長寿村から持ってきたという触れ込みですが、グルジアの人々が食べているマツォーニとは完全な別物で、色も香りもまったく違います。

マツォーニは牛乳ベースの発酵食品で、いい香りがする美味しい食品です。カスピ海沿岸には長寿村はなく、遠く離れたアゼルバイジャンの山の手地方の長寿村も何度か調査したことがありますが、誰も「カスピ海ヨーグルト」など知りませんでした。コーカサス・長寿三国、すなわちグルジア、アルメニア、アゼルバイジャンのどの国でも、誰一人「カスピ海ヨーグルト」を知らないのです。世界でも日本にだけしか存在しない「カスピ海ヨーグルト」なんて、おかしくありませんか。由来が怪《あや》しげで、少なくとも長寿者が多い地域の伝統食品ではないことは確かです。

その物質が持つ生命エネルギーである「気能値」という点で見ても、マツォーニのエネルギーは最高値ですが、「カスピ海ヨーグルト」は最低群の一つです。一般市販のほかのヨーグルトと比べて半分くらいのエネルギーしか持っていません。

またチーズも発酵食品ですが、コーカサスのチーズはヨーロッパ各国のチーズとは大きく異なっています。思い切り塩辛く、最初のうちは食べるとすぐ吐《は》き出したほどです。おそらく、ヨーロッパなどのチーズの原型というべきもので、人体に不可欠な〝塩蔵品〟だったと思われます。

自然食品の〝気〟のエネルギー

気能値は、特別な機器を用いて生命エネルギーを測定し数値化したものです。実はこの値は、身体組織の気能値を測定するだけでなく、食べ物それ自体が持つ生命エネルギーも計測することができます。

これにも高低があり、主な食べ物の気能値を見ると、穀類や発酵食品、そして塩が高い気能値を示します。同じ塩でも、化学塩は低く、海塩や岩塩は高くなっています。肉類はいずれも低気能値です。玄米と白米では、玄米の気能値のほうがはるかに高い。同じ玄米でも、無農薬栽培の玄米は普通に栽培した玄米より気能値が高いのです。

しかし栄養価は無農薬であろうとなかろうと、そんなに変わりません。ですから、現代栄養学の食品分析では食物の品質の良否は判定できず、あまり参考にできないことがわかります。

さらに食品栄養価の時間的変化は明白ではありませんが、気能値で見ると刻々と変化します。玄米も白米も、炊《た》くと気能値が上がります。食物を煮たり焼いたりするのは、気のエネルギーを高めていることになります。しかし、時間が経つと気能値は落ちる。つまり、古くなれば気能値は落ちてしまうのです。

食物は時間が経つとエネルギーが落ちていくことに目を向けるべきです。こうした生命エネルギーの変化などに現代医学や現代栄養学はまったく無知です。食事や医療にも、そうした視点が必要だというのが森下自然医学の考えです。

もちろん自然医食療法においては、気能値の高い、生命エネルギーをたくさん持った食べ物を活用します。断食は何ヵ月も続けられないため、玄米菜食という〝軽度の断食〟によって異化《いか》作用を維持することができます。そのときの、命の砦《とりで》として摂る食べ物だからこそ、高い気能値の食材、すなわち玄米と塩が不可欠になってきます。

ヨーロッパの療法は持ち込めない

すでに紹介したように、ヨーロッパには「ゲルソン療法」というガンの栄養療法があります。ドイツのマックス・ゲルソンの提唱したもので、簡単にいうと「病気の原因はアルカリ過剰にある」というものです。そこで、アルカリを含んだ食塩を控えて、アルカリを身体から抜くためにジュースを多量に飲み、マグネシウムを補充しなさい、との理論でした。

しかし、アルカリ性土壌であるドイツなどヨーロッパではその考えが当てはまるとしても、日本では風土や土壌が異なります。酸性土壌の日本では酸性過多、ミネラル不足になりやすく、この方法は日本人には不向きです。

そこで今村光一《いまむらこういち》氏が、森下クリニックを数回にわたって訪れ、「ガンの森下療法」を詳細に質問されました。そして日本人向けにゲルソン療法を修正しました。以来、私の玄米食療法を一部に取り入れた修正型ゲルソン療法を提唱し始めました。日本ではゲルソン療法というと、こちらの修正型ゲルソン療法を指すことが多いようです。

ただし、これは「森下」と「ゲルソン」が混在した「モリソン療法」とでも呼ぶべきシロモノです。もともとのゲルソン療法とは異なり、また、森下自然医学の食事療法ともかけ離れています。

元来のゲルソン療法は、穀物の摂取を抑え、牛の胎児の肝臓を生食し、塩分の摂取を禁止するといった方法を推奨《すいしょう》していました。一方、今村氏の「モリソン」では肉食を引っ込め、もともとは許容していなかった玄米食を容認して、「野菜・果物ジュースを飲みなさい」とする珍妙な内容になっているようです。

森下自然医学が提唱している玄米菜食は、栄養療法ではありません。栄養を摂るのではなく、身体を大掃除するためのファスティング代謝療法であることはすでに説明したとおりです。それも、食べ物が血液になり、血液が体細胞になるという革新的基礎医学理論に裏づけられた食事療法が森下自然医食療法なのです。

いずれにしても、ヨーロッパ流の療法を日本でそのまま受け入れたり、小手先の化粧直しをしたりして持ち込もうとするのは無理があります。ゲルソンでもモリソンでもなく、日本では森下自然医学に基づく確かな方法を用いていただきたいと思います。

ハリウッド女優とハウザー食品

昭和三〇年ごろ、アメリカから入ってきた健康食品群がありました。「ハウザー食品」と呼ばれ、アメリカでは一世《いっせい》を風靡《ふうび》したのですが、欧米と日本の風土の違いをめぐって面白いエピソードがあります。

グレタ・ガルボという往年のハリウッド女優をご存じでしょうか。スウェーデン生まれのミステリアスな容貌《ようぼう》でたいへんな人気を博していました。彼女は徹底した菜食主義の実践者でした。一方、ゲイロード・ハウザー博士は、高タンパク・高カロリー食を新鮮な野菜や果物に切り替えることで持病の結核性腰痛を改善した経験から、食生活と病気の関係に気づいていました。

この二人が、偶然パーティで知り合ったのです。

完全菜食主義が原因で冷え性や不眠症に悩んでいたガルボに対して、ハウザー博士は「鶏肉の摂取と小麦胚芽の補足によって、それらの症状が緩和《かんわ》する」とアドバイスしたそうです。これをきっかけに、身体を資本とする芸能人などにハウザー博士が提案する健康食品が知られることになりました。

とくに注目されたのは、「ハウザーの五大驚異食品」とされた、小麦胚芽、脱脂粉乳、黒糖蜜、ビール酵母、ヨーグルトです。これらは、いずれも当時のアメリカでは廃棄食品であり、日常の食生活で弾《はじ》き飛ばされたものを摂取することで健康面でのマイナス現象を解消できるとハウザー博士は見抜いて、健康食品として摂取を勧めていたことになります。

日本人に不足する三つの食品

これには続きの話があります。当時「ハウザー食品」を日本で推進しようとした方がおられました。私も協力を求められたのですが、日本人の場合はアメリカ人とは日常の食生活が違いますから、不足しがちなものはハウザー食品とは異なるはずです。

当時、私は東京医科大学の血液生理学教室で「食物と血液とガン」の関係について研究していました。そこで、ハウザー食品の日本人に対する適不適を調べてみたのです。その結果が、先にも紹介した胚芽、酵素、葉緑素の必須健康補強食品群でした。

とくに胚芽は、現代の日本人が白米飯を主食とするようになっているので不足しがちでした。玄米胚芽でも小麦胚芽でもいいので、穀物胚芽を補足すべきだとすぐに判明しました。また脱脂粉乳と黒糖蜜については、そもそも日本人の食生活にはなじまない不要なものです。

問題は、ビール酵母とヨーグルトでした。いずれも発酵食品で、腸管の生理機能に有用だと判断できたのですが、一方で日本人の食生活に馴染むことも必要です。日本人の食生活に合うかどうかという点で判断に手間取ったのです。

しかし、発酵食品ならば日本には納豆、味噌、醬油など高度な伝統的食品が存在します。

結果として、奈良の澤田酒造にご協力いただき、酒造の発酵技術をベースにして腸内の有用常在菌を効率的に繁殖させる理想の酵素製品を研究開発できました。この酵素は「森下酵素」として一時期市場を席捲《せっけん》しました。

さらにハウザー食品検討以前に、私ども血液生理学研究陣はすでに葉緑素の研究をかなり前進させており、葉緑素が組織呼吸を推進し、細胞を活性化する作用を持つことが判明していましたから、これを追加することにしました。

つまり、ハウザー食品から日本人に向かないものを除いて胚芽、酵素を採用し、さらに葉緑素を加え、これらが「森下三大健康食品」となったわけです。

水分の摂りすぎに注意

食生活だけでなく、水分摂取も要注意です。水分は、どれくらい摂取するのがいいと考えていますか？

水分は人間にとって必要不可欠ですが、適量というものがあります。適量は「身体が知っている」のです。

不足すると、のどが渇《かわ》いて水分補給を促《うなが》すのがそのサインです。摂りすぎると、うまく体外に排泄《はいせつ》されればいいのですが、体調や体質によっては体内に停滞してしまいます。そうした滞留水分は低体温の原因になります。水は気温の影響を受け、外気が寒くなれば水も温度が下がるのは物理の法則です。

低体温は人間の身体にさまざまな悪影響を及ぼします。現代医学では、水分摂取を単純に勧めるきらいがありますが、むしろ水分は「摂りすぎ」の弊害も目立つのです。

なお、水を摂る場合、水道水は塩素など化学薬品が含まれるので避けるべきです。最近では、ミネラル豊富な天然水で安心して飲むことができるものが種々販売されています。

ビワ葉温圧療法

温熱療法にも触れておきましょう。身体を温めることは病気の治療に有効です。とくにガンは、温めることで自然治癒力が高まり、ガン細胞を撃退できます。温熱療法が有効なゆえんです。

温熱療法というと、温灸《おんきゅう》で皮膚の表面部分に温熱刺激を与えるやり方が普通ですが、ビワ葉温圧療法という、より効果的な方法があります。

これは、ビワの葉を敷《し》いた上から棒灸《ぼうきゅう》で圧を加えるのです。ビタミンB_{17}をはじめとするビワ葉の有効成分が肌に吸収されてかなり深く浸透し、血液を浄化して自然治癒力を向上させます。

ビワの葉には病気予防に繋《つな》がる特殊な成分がたくさん含まれ、ビワ葉茶は夏バテ防止にもいいとされます。新しい葉よりも二〜三年目の緑の濃い葉が効果的なのですが、それは、ちょうどその頃合いが最も生命力が強く宿っているからでしょう。

入浴でリラックス

さて、元気な細胞をつくるには入浴法も大切です。入浴は、身体をリラックスさせ、精神的緊張を取り去って、翌日に疲労を残さないようにしてくれます。

日本人は概して熱め好きとされます。たしかに、四〇度を超えるような高温浴は、刺激性、興奮性があり、身体をスッキリさせる効果があります。しかし、高齢者や身体が弱っている人には負担が大きく、好ましくありません。

一方、四〇度以下の微温湯（ぬる湯）は、リラックス効果があり、不眠症、神経性疾患、リウマチなどによいとされます。副交感神経の作用を高め、興奮が収まりますので、就寝前の入浴にはとくにいいでしょう。比較的長時間入浴できるため、運動療法を併用すると身体各部のマヒの機能回復に効果的です。

入浴では呼吸器や循環器が水圧の影響を受けます。血流はよくなりますが、一方で血圧も高まるため、血圧の高い人や心臓の弱い人は、足先から徐々に温めたり、ぬるめの湯温にしたりするなど注意が必要です。

温冷浴、炭酸浴でよみがえる

温浴と冷水浴を交互に繰り返す温冷浴という方法もあります。血管が拡張・収縮して鍛えられ、血流がよくなり、細胞が活性化します。

入浴の中でも温泉浴は、各種ミネラルなど温泉成分の効能が加わります。温泉の泉質の中で、とくに炭酸泉は体調がよくなり、疲労を回復して気分を爽快《そうかい》にする効果が科学的に実証されています。

それは、旧ソ連の細胞学者・レペシンスカヤが行った実験です。彼女は、重曹《じゅうそう》水にカエルやニワトリの卵、あるいは野菜の種子を浸《ひた》すと発育が良好になることを発見し、重曹が細胞膜のタンパク質分子を活性化すると考えました。

さらに彼女は人間についても実験し、重曹から発生する炭酸成分が体内に吸収され、酸性物質を中和《ちゅうわ》して体組織に好影響を与えることが判明したのです。これは、炭酸泉の効用そのものといえます。

このように、入浴は血液の浄化や細胞の活性化に大きなプラスの影響を与えます。

精神の安定と適切な運動

森下自然医学では、食事以外にも精神の安定と適切な運動について指導します。精神的ストレスは病気の原因になります。精神面の健康を図ることが健康のために大切なのです。また、不幸なことに現代人はあまり身体を動かさなくなっています。仕事では身体を使わないですむようになっていますし、移動手段でクルマを使うようになってさらに運動量が減りました。

その影響で現代人は血流が悪いだけでなく、昔に比べあまり汗をかきません。エアコンの普及もあって、汗腺が働く機会自体が減ってしまいました。身体に備わっている代謝や解毒の機能が衰《おとろ》えてしまっています。そのため、汗を流し血液の循環を促《うなが》す程度の、適度な運動が大切なのです。

病状によって多少は対応が異なります（それについては次章で述べます）が、このようにして、いずれの病気も自然医食療法においてはクスリなしでよくなっていきます。

第六章　クスリを使わず食べ物で病気を治す

アレルギーを治す

これまで、ガンを中心に自然医食療法の対策を述《の》べてきました。本章ではそれ以外の、現代人が悩まされることの多い代表的な病気に対する食事療法の、具体的な内容についてお話ししていくことにしましょう。

アレルギー体質の人は、喘息《ぜんそく》、湿疹《しっしん》などのほか鼻炎や急性胃炎などになりがちです。炎症を起こしやすい体質なのです。

体外から異物が侵入すると、人間は抗体をつくってそれに防衛態勢を取ります。同じ異物が身体に再侵入してきたとき、その抗体が反応するのです。

しかし、身体の抵抗力が弱っているときは、抗体反応が過敏になります。それがアレルギー反応です。弱っている組織には炎症が起こり、それがかゆみなどを引き起こします。

現代医学のアレルギー対策は、原因物質である「アレルゲン」を除けばいいとされています。しかし、異物を除くよりも、アレルギー反応を示すそもそもの体質を改善しなければ根本的治療にはなりません。

また、アレルギー体質は、小児喘息やアトピー性皮膚炎をはじめとして、大人になると自然に治ることが多いと思われています。しかし、体質が改善されない限り、自然に治ることはありません。

大人になると、炎症を起こしやすい体質はガン体質に移行します。ガンは、異物によって身体中の細胞が炎症を起こしやすい体質の人に出る病気なのです。つまり、大人になってアレルギーが収まったように見えたとしても、本当は治ったのではなく、単にアレルギー性の典型的症状が表面に出にくくなっただけなのです。

早急に体質を改善して、身体の抵抗力を強化しなければなりません。それができると、アレルギー反応を起こしていた異物に対しても、身体が難なく対処できるようになっていきます。

アレルギー体質をつくっている主犯は、小麦粉のグルテン、牛乳のカゼイン、その他白砂糖、食品添加物です。それが粘膜や皮膚にトラブルを起こして喘息やアトピー性皮膚炎などになりやすい体質をつくっています。

したがって、アレルギーを治すには、原因となっている動物性タンパク質食品やインスタント食品などを避けて、玄米菜食を中心とする食事に切り替えることが大切です。食べ物が体質を変え、病気を治してくれるのです。

玄米は内臓機能を高めて、基礎体力をつけてくれます。また、味噌、醬油、納豆をはじめとする発酵食品が血液の浄化作用を発揮《はっき》してくれます。

血液の質がよくなれば、体細胞の質も変わっていきます。そうして、アレルギー体質が改善されるのです。

風邪を治す

風邪といわれる病気は、鼻、ノドなどの急性の炎症が主な症状です。その原因を、現代医学ではウイルスのせいにしています。

しかし自然医食療法では、原因は風邪をひいた人の体質そのものにあるとしています。ウイルスは、身体の外から入り込んだのではなくて、腸内で自家生産されるのです。ですから、体質面の問題を治さない限り根本的な治療になりません。

健康な人間の腸内は、有益な菌や有害な菌も含めて存在し、微生物のバランスが保たれています。しかし、そのバランスが崩れて腸内環境が悪化するとウイルスの増殖が盛んになり、血液中に入っていくのです。

血流に乗ったウイルスは、ノドの粘膜など弱っているところに炎症を起こします。私たちはその症状のことを〝風邪〟と呼んでいるのです。

体質を正常に戻すには、腸内細菌を正常化することです。動物性タンパク質食品や三白《さんぱく》食品をやめ、玄米菜食に切り替え、とくに酵素を十分に補給して腸内乳酸菌の増殖を図《はか》ります。

具体的には、次のような手当てが即効性を発揮します。

・胃腸を休めるため、一〜二日絶食し、以下のようなことを実践する
・身体を温めるため、くず湯（本くず粉でつくったもの）を摂《と》る
・自律神経《じりつしんけい》のリズムを整えるため、十分な睡眠を取る
・整腸のため、クコ、カンゾウ、ヨモギの薬草茶を飲む
・咳止めのために、黒豆、ヨモギを煎《せん》じて飲む
・水分排出と粘膜強化のため、焼き味噌と刻《きざ》みネギに熱湯を注《そそ》いで飲む
・呼吸器系統強化のため、レンコンの擂《す》り下ろし汁を飲む

冷え性を治す

冷え性というのは、全身の血液循環が悪くなっている場合や局部に鬱血《うっけつ》がある場合、内分泌異常や内臓機能が低下している場合などに現れる症状です。手や足が氷のように冷たく、夜ふとんに入っても足がなかなか温まらずに寝つかれなかったり、夏でも足腰が冷えたりし

ます。皮膚の色も青白いことが多いのです。

いずれにしても胃腸障害、便秘など種々の原因で血行が妨《さまた》げられているために起こるものですが、ひとつの病気とは必ずしもいえません。根本的に治すには、全身の血行をスムーズにして、新陳代謝《しんちんたいしゃ》を促《うなが》す必要があります。

人間の身体のすべての臓器器官を正常に機能させるには、玄米菜食中心の食生活に替えることが必要です。それによってきれいな血液を造れば、細胞が活性化して新陳代謝が活発になります。

動物性タンパク質食品は老廃物や毒素を体内に蓄積し、筋肉や血管を硬化させたり、肝臓や腎臓の機能を低下させたりします。それを解消するのが、玄米を主食に野菜、海藻、魚、貝類などの副食を摂る食生活です。

さらに、冷え性を克服《こくふく》するには浄血作用の強い食品を積極的に摂るといいでしょう。胚《はい》芽《が》、葉緑素、酵素などの健康食品やドクダミ、ハト麦などの薬草茶などは、便秘を解消し、腸内細菌を正常化して血液中の老廃物の排泄《はいせつ》を促します。そのほか、以下の食品も浄血作用が強いものです。

ソバ、ニンジン、朝鮮ニンジン、トマト、キュウリ、キャベツ、ほうれん草、レンコン、椎茸《しいたけ》、ごま、クルミ、トウモロコシ、ピーマン、ゴボウ、フキ、セロリ、しそ、セリ、カボチャなど。

慢性疲労を治す

疲労は、人間の身体の自衛手段です。「この辺で休息を取って、体力を回復しないとダメですよ」というサインなのです。適度に疲労することは健康のために不可欠で、積極的に積み重ねることで身体は鍛《きた》えられます。

ただし、「適度な疲労」というのは、休息で解消できる程度のもののことです。現代社会のさまざまなストレスは、人間に与える肉体的・精神的疲労を大きくしています。一方で、人間のほうが、それに対応できないような体質の悪化があると、休息しても解消されない慢性疲労を起こすのです。

とくに肉など動物性タンパク質食品を多く食べる人は、いわゆるアンモニア疲労が心身に悪質な慢性疲労を起こします。疲労しにくい体質をつくるには、動物性タンパク質食品、三白食品をやめ、血液をきれいにすることによって、細胞を活性化させることが大切です。

また、葉緑素や朝鮮ニンジンなどの健康食品で肝臓、腎臓の機能を強化しましょう。慢性疲労も解消していきます。

便秘を治す

便秘の身体に与える悪影響は、一般に過小評価されすぎています。頭痛、胃痛、疝痛《せんつう》、呼吸困難、胃潰瘍《いかいよう》、高血圧、動脈硬化《どうみゃくこうか》、肝硬変《かんこうへん》、脳溢血《のういっけつ》、狭心症《きょうしんしょう》などを起こし、心身の老化を急速化するといった弊害があるのです。

とくに甘いものを摂りすぎる人は、胃腸組織を弛緩《しかん》させて機能低下を引き起こします。それに肉食が加わると、未消化の腸内物質が停滞して便秘になるのです。下剤に頼る人が多いのですが、化学薬剤の悪影響で腸の機能がさらに低下して、ひどい便秘体質になったりします。

食事を玄米菜食に切り替え、体質改善を図るのが先決です。さらに、胚芽、葉緑素、酵素を補給し、お茶の代わりにヨモギ、オオバコ、ドクダミ、ゲンノショウコの薬草茶を飲用すると、胃腸が元気になっていきます。

早めに便秘を解消して慢性病に至るのを予防することです。

肥満を治す

肥満した人は、身体が重たいために行動的でなくなります。疲れやすく、怠惰《たいだ》になりがちです。心も体も健康な人は肥満にはなりません。単に体重が増加しているだけでなく、動《どう》悸《き》、息切れ、頭痛、肩こり、めまいなどに悩まされ、心身ともに不健康なのです。

肥満状態が続くと、慢性病を引き起こしやすくなります。代謝異常が起こっているので、糖尿病、心筋梗塞《しんきんこうそく》、脳卒中《のうそっちゅう》などになりがちです。不整脈《ふせいみゃく》や心臓肥大などを起こしやすいほか、腰痛や関節痛などに悩まされます。心臓だけでなく膝《ひざ》や腰に負担がかかるからです。肥満は全身にわたる代謝障害というのが自然医学の考え方です。

代謝障害を引き起こす原因物質として注目されるようになったのが、「過酸化脂質《かさんかししつ》」です。コレステロールや中性脂肪が活性酸素によって酸化された脂質です。血管を詰まらせたり、解毒《げどく》作用を阻害したり、肝機能を低下させたりします。

中高年になると特別なことをしていないのに肥満するのは、誤《あやま》った食生活の積み重ねがベースに存在します。それが、老化や日常生活の環境変化によって運動量が低下したり、ストレスが増えたりすることが引き金となって、代謝がうまくいかずに体重増として表面化するのです。

肥満を治すクスリなどありません。体型は食事の結果であって、食生活を正して生理機能を全体として正常化しなくてはいけません。

肥満の解消には、なによりも生理機能に悪影響を与える肉、牛乳、卵をやめることです。

玄米を主食に、野菜、魚介、海藻類を副食とする玄米菜食で異化作用的新陳代謝を促さなければなりません。もちろん過食はもってのほかですが、とくに白いパンやインスタントラーメンなどの自然でない食品が代謝障害をひどくします。控えましょう。

よく噛《か》んで食べることも必要です。よく噛むと唾液の分泌が促進されます。唾液を出すことにより代謝が促進するのです。それだけでなく、よく噛んで食べるのは自然に食事量を減らすことに繋《つな》がります。

また自然塩、味噌、梅干しなどによって自然の塩分を摂取すると身体を引き締める効果があります。そのほか、以下の食品も代謝の正常化に効果的です。

ネギ、タマネギ、にんにく、ピーマン、春菊、ニラ、ゴボウ、アシタバ、ヨモギ、セリ、昆布、ひじき、ワカメなど。

脳卒中、心臓病を治す

脳卒中というのは病名ではありません。血流阻害によって脳が機能障害を起こしたときの総称です。脳動脈に血の固まりが詰まる脳梗塞、脳動脈血管が破れる脳出血、脳のくも膜と軟膜の間にある血管が破れるくも膜下出血の三つが代表的なものですが、一方、心臓病の中でも狭心症や心筋梗塞は、生活習慣が原因で心臓の血流が悪くなって起こるとされます。

これらは病名が異なっても、いずれも同じ原因の病気だと考えていいでしょう。大本《おおもと》の原因は血液の汚れ。すなわち、汚れたドロドロ血液がこれらの病気の最大原因なのです。誤った食生活と現代社会の過剰ストレスが全身の血液をドロドロ状態にしているのが原因であり、脳や心臓という部分で循環障害を起こすのは、その結果といえます。

ポイントは、動物性タンパク質をやめて腸内の有害菌を排出し、汚れた血液をきれいにすることです。便秘を防ぎましょう。

玄米菜食を中心に、小魚や海藻類を副食にするとともに、ソバ、黒豆、にんにくなどのほか発酵食品で酵素を積極的に摂ります。動脈硬化を防ぐことになります。

食生活と並んで、ストレス軽減も大切です。ウォーキングなどの軽い運動や趣味でストレスを発散したり、抗ストレス力を強める食品を摂ったりしましょう。

うつを治す

うつ病患者は急増しています。昨今の経済不安による精神的ストレスが主原因だとする説もあります。このうつも、現代医学では治せない病気のひとつといえます。

抗うつ剤が次々に開発されるのですが、不思議なことに新薬発売と軌《き》を一《いつ》にするように患者数が増加しているというデータがあります。一九九九年に四〇万人ほどだったうつ病患者数は、ＳＳＲＩ（選択的セロトニン再取り込み阻害薬）という新しい抗うつ剤が日本で認可された直後から急増し、二〇一一年には九〇万人以上と二倍以上になりました。

新薬ができても病人は減らないのです。それどころか、かえって患者数が増加しているという事実は、クスリが病気をつくっているなによりの証拠といえます。そのクスリがなかったころは処方されずにいた、ときどき調子が少し悪くなる人に安易に処方して、「うつ病患者」に仕立ててしまうケースが頻発しています。

うつは心理的障害とされていますが、人間の精神の働きのベースは神経細胞などが行う生理機能です。脳や神経系統などの身体機能の障害によるものといえます。

こうした生理機能の働きを狂わせるものといえば、肉、白米、白砂糖、牛乳、卵などの多食です。ミネラル不足を引き起こし、脳細胞の活動を阻害します。また現代医学で治療に用いられる抗うつ剤も注意すべきで、脳・神経系の生理機能を弱体化し、かえって悪影響をもたらします。

抗うつ剤に限らず、降圧剤や副腎皮質《ふくじんひしつ》ホルモンなど、うつ病を悪化させることが判明しているクスリは少なくありません。化学薬剤は避けるべきです。また、化学調味料、防腐《ぼうふ》剤などの食品添加物なども細胞の生理機能に障害を引き起こします。

これらを避け、玄米菜食に切り替えます。副食にはニンジン、レンコン、セロリ、山芋などの野菜や海藻類を摂り、併せて葉緑素と酵素を補うのが根治《こんち》の決め手です。葉緑素は血液中の有害物質を中和する作用があります。酵素は腸内細菌を正常化するので、消化・造血機能が促進されます。身体の生理機能全体が回復して脳・神経系も元気になっていきます。

また、精神的ストレスを解消するドクダミ、イカリソウなどをはじめとする薬草茶や、朝鮮ニンジン、ローヤルゼリーを用いれば、心身の衰弱回復にいっそう効果的です。

腰痛を治す

腰痛患者は、二〇一二年の厚生労働省の調査によれば全国に二八〇〇万人もいるとされます。人間が二本足で直立歩行するようになったのが原因だといわれますが、だとすると、すべての人間が腰痛になって当然だということになります。しかし、それは腰痛をなかなか治せない現代医学の言い訳にすぎません。

みながみな、腰痛になるわけではありません。人それぞれの体質が関係しています。生理機能が正常であれば腰痛になりにくく、不調であれば腰痛になりやすいのです。つまり、生理機能の善し悪しが原因といえます。

四〇代から六〇代の五人に二人は腰痛に悩んでいるとされるように、一般に腰痛は中高年になると起こしやすいと思われています。ところが、昨今では三〇代以下の若い世代にも腰痛が激増しています。ということは、老化だけが原因ではないということです。最大の原因は、誤った食生活により血液性状が悪化し、炎症を起こしやすい体質になっているからだといえます。

若い年代でも、肉を多食したりインスタント食品の偏食をしたりすると、老化した中高年と同様に体質が弱くなります。加えて、クルマを運転したり、パソコンに向かったりと、現代生活では前屈《まえかが》みになって背骨から腰にかけての部位に負担をかける場面が多くなっています。

このため、椎間板《ついかんばん》をはじめとする背骨や筋肉組織に障害を生じて腰痛になるのです。腰痛は痛みが表面化しただけで、そもそもは背骨や筋肉組織に炎症を生じやすい脆弱《ぜいじゃく》な体質になっていることから引き起こされます。急性で発症した場合は、いわゆるギックリ腰になります。

一方、生理機能の不調が内臓に表れて、それが腰痛を起こすことも少なくありません。たとえば風邪をひいたとき腰が痛くなったりするのも、腸機能の不調が原因です。腸や腎臓など内臓に炎症があると、神経を通じて腰に痛みが出やすいのです。

とくに女性の場合は、内臓の病気のために血流障害を起こし腰痛になりやすいといえます。冷え性だったり、冷房で足腰を冷やしすぎたりして腰痛を起こすこともあります。

背骨が原因でも内臓が原因でも、悪化した血液性状のままでは生理機能は回復せず、対症療法的な治療をいくらしても腰の痛みが根本的に治ることはありません。しかし、多くの腰痛は玄米菜食に切り替えると自然に治っていきます。

偏食をやめ、とくに肉食やインスタント食品を避けて、食生活を正すことです。肥満を解消し、糖尿病にならないよう注意しましょう。

また、現代生活で陥《おちい》りがちな悪い姿勢や運動不足が腰痛を引き起こしていますので、姿勢を正し、身体を動かして足腰を鍛えましょう。

不眠症を治す

不眠症は、寝つきが悪い、夜間にたびたび目を覚ます、熟睡感が得られない、などといった症状が継続する病気です。必要十分な睡眠時間は人によって異なりますが、「寝足りた」と本人が思えることが必要です。

睡眠が不十分だと、身体の状態と心理状態に不調和を生じます。生理機能と神経機能を健全にして、バランスを回復しなくてはいけません。睡眠剤は依存性と副作用があって、自然な機能回復を阻害するので使用を避け、過敏になった神経を穏《おだ》やかにする玄米菜食に切り替えます。

神経を落ち着かせるネギやらっきょう、有害物質を排泄して鎮静効果がある味噌や酢を摂りましょう。朝鮮ニンジンはストレス解消に効果があり、またクチナシの実を細かく切って煎《せん》じて飲むのは、昔から不眠にいいとされています。

「陽性体質」と「陰性体質」

病気は、その人の体質に大きく関連しています。体質といっても、西洋医学でいう体質と東洋医学のそれとでは、違いがあるのです。西洋医学では治らない患者さんがいまだにたくさんいるのですから、東洋医学の知見にも耳を傾けてみるべきでしょう。

東洋医学の伝統的な考え方によれば、体質には大きく分けて「陽性体質」と「陰性体質」とがあるとされます。陽性は、活性度が高い体質です。基礎体温が高く、血液が濃く、性格は陽気で、行動が積極的です。陰性は、活性度が低い体質です。基礎体温は低く、血液は薄く、性格はおとなしくて、行動は控えめです。

「陽」と「陰」はどちらがいいというわけではなく、中間の「中庸《ちゅうよう》」が健康状態とされます。このバランスが崩れて、陽と陰のどちらかに片寄ると健康を損《そこ》ねます。現代人は、陰性に傾きがちなのです。

陰性に傾いた人がかかりやすい病気は、ガン、および腎臓病、肝臓病、糖尿病などの生活習慣病です。陰性体質は代謝が鈍《にぶ》く、腸内に腐敗物質がたまりやすいため、血液が汚れて身体中の細胞が元気を失いがちです。

そこで自然医食療法は、こうした現代人に特有の本質的傾向を踏まえて、食べ物で体質の中庸化を図るのです。つまり陰性体質を陽性のほうへ持っていくようにします。

陰性の食べ物は、葉ものの野菜や、果物、砂糖、水などがありますが、これらは控え目にして、陽性の食べ物を積極的に摂る努力をしましょう。

陽性の食べ物としては、次のようなものがあります。

・ニンジン、ごぼう、レンコンなどの根菜類
・ネギ、ワケギ、にんにくなどネギ類
・山芋、自然薯《じねんじょ》などイモ類
・ワカメ、コンブ（塩コンブ）など海藻類
・たくあん、みそ漬《づ》けなど漬け物

以上の事柄は、現代人の体質的弱点を解消し、真の健康体になるための基本といえます。

体質改善反応には適切な対処を

さて、いずれの病気も、これまで述べたような自然な療法によってクスリなしでよくなっていきますが、玄米菜食を取り入れて一週間から三ヵ月くらいで一時的にめまいがしたり、身体がだるくなったり、活力が湧き出ずに、体調がダウンしたかのような時期を迎えることが時々あります（症状には個人差があります）。

しかし、それは血液や細胞が正常になろうとして新陳代謝が活発になって、いろいろな生理機能が影響を受けているのです。むしろ体質改善への反応といえます。

したがって、そこで食事療法を諦《あきら》めないことです。無理せず続けていくと、その時期を境《さかい》にして体調はどんどんよくなっていきます。

第七章　体験談「こうして健康を取り戻しました」

自然医食療法で治った人々

お茶の水クリニックは、開設して四〇年以上になります。その間、多くの方たちの病気を、これまで述《の》べてきたような自然医食療法で治す手伝いをしてきました。

患者さんたちは、どのように病気の治療を進め、どのような経過をたどり、日常の生活はどのようにされていらっしゃるのでしょうか。どの患者さんも印象深いのですが、数人の方の実例をピックアップしました。

余命半年の胃ガンを完治

山口県在住のM・Hさん（七一歳）は、市の健康診断で胃ガンが見つかりました。しかし、親しい友人が「肝臓ガンで半年から一年の余命」といわれていたのに自然医食療法で完治したことを聞いていたため、迷わず、お茶の水クリニックを受診されたといいます。

年に一〇回ほど山口からクリニックに通われ、食事指導を受け、玄米菜食を徹底されました。一日二杯の玄米ご飯に旬《しゅん》の野菜、ときどき小魚や海藻を摂《と》って、あとは梅干したくあんに味噌汁です。外食は一切なし。出かけるときは玄米の握り飯を持参しました。また、一日六キロほど歩く運動のほか、ビワ葉温灸《おんきゅう》も行っています。

ガンになる前はお腹いっぱい食べていたので、クリニックの指導する食事では、最初はお腹が空《す》いてたいへんだったそうです。七二キロあった体重がどんどん減って、七ヵ月後には四八キロに。周りからは「こんな食事でガンが治るわけはない」などともいわれたようで、心配されたご本人から「大丈夫ですか？」と尋ねられたので、「このまま続けたら、もうじきよくなりますよ」と答えたことを記憶しています。

そのとおり、徐々に体重が増え、身体に力が入るようになったのはガンとわかって一年後くらいのことでした。私が「もう快気祝いをしてもいいですよ」と言ったのは、二年半ぐらい経ったころでしょうか。およそ三年間、徹底した菜食主義を続けられました。

現在も玄米菜食を続けています。体重は減少したのに体力がついて、ガンになる前よりもむしろ元気になっておられ、「手術しても治ったかもしれないが、これほど元気にはならなかったはず」とおっしゃっています。身体だけでなく、ものの考え方がプラス思考になられたのも、本当に健康になった証拠といえます。

体重九五キロから痛風を克服

和歌山県在住のK・Tさん（二五歳）は三年前、右足親指に激痛が走り救急病院で痛風《つうふう》と診断されました。まだ若いのに、そのような病気になった原因のひとつは「体重」です。その当時、九五キロあったといいます。生活習慣病を案じた母親によって玄米食をされていたそうですが、自己流のため肉を食べたり、甘いものも気にせず食べており、救急で運ばれる以前から右足親指に違和感があり、痛かったようです。

痛風との診断を機に、「徹底した自然医食療法で体質改善を図《はか》ろう」との母親の勧めでお茶の水クリニックの受診を決め、和歌山からクリニックに通われています。食事指導により玄米の炊《た》き方、咀嚼《そしゃく》の重要性、副食の摂り方、調味料の選び方、ダシの取り方などを指導したのですが、それによってそれまでの間違いに気づかれました。ただ玄米を食べているというだけで、塩は化学塩、煮物には白砂糖……などという食事だったそうです。

自然医食療法に取り組まれてしばらくすると、風邪のような症状が四〜五回あったそうですが、これは体質改善反応です。二ヵ月ほどで体重は一二キロ減りました。

現在では、体重は二〇キロ減。小さいときから続けている合気道も、それまでは練習中、数回の休憩が必ず必要でしたが、いまでは休憩なしで数時間の練習ができるようになったようです。確実に体力がついています。

痛風の痛みが出ることはまったくなく、このままリバウンドしないように身体を維持することに努めるよう、私はエールを送っています。

甲状腺ガンを忘れ、趣味に夢中

京都市在住のA・Iさんは、六〇代で気管支喘息《きかんしぜんそく》を発症されました。原因は対人関係のストレス。

発症後はステロイド系の吸入薬と気管支拡張剤のほか、精神的に不安定だったこともあって精神安定剤を数年間にわたって服用していたのですが、やがて通院していた病院の検査で甲状腺《こうじょうせん》ガンと診断されます。勧められた手術を拒否し、私の著書を偶然書店で発見したのがきっかけでお茶の水クリニックを受診されたのです。

自然医食療法に取り組むことに対しては、まったく抵抗感がなかったそうです。というのも、この患者さんは四半世紀以上前の結婚当初、ご主人と二人で体調を整えるために玄米菜食に取り組んでいたからです。クリニックを受診し、化学薬剤をやめ、自然医食療法を始めると喘息発作がほとんど出なくなり、初診から一年あまりで体調が好転されています。

現在では、日課の四〇～五〇分のウォーキングを楽しみ、その後で絵や習字、読書といった趣味にいそしんでいらっしゃるため、「自分がガン患者だという病人意識はまったくない」といいます。実はこの、「病気を忘れ、ほかのことに夢中になる」のはとても大切なことです。病気のことを考えず、病《やまい》に縛《しば》られないことこそ、着実に病気を克服《こくふく》しつつある証拠だと思われます。

乳ガン治療を意識せずに活躍中

東京都在住のI・Jさん（四五歳）は、働き盛りのキャリアウーマン。乳ガンを健康診断で発見されて手術を受けたのですが、ガンを取りきれずに、再手術を受けて抗ガン剤治療を勧められ、それを断ってお茶の水クリニックにお見えになりました。乳ガンは最近、きわめて増えている病気です。

私はこの方に、「乳ガンになった時点ですでに肺ガンの基礎工事が始まってしまっているので、食事療法によって患者さん自身でそれを取り壊していかなければなりません」と伝えました。

この患者さんは、お茶の水クリニックを受診する前に、自然療法についてご自分なりに勉強されていました。乳製品や白砂糖、肉や魚を摂らずに、代わりに納豆、豆腐、蒸《む》し大豆などの大豆製品や、野菜ジュース、青汁の粉などを摂る食生活をしていたのです。

このため、私の食事指導にも安心して取り組まれ、特別に治療のためにしているという意識なしで習慣化されています。その効果か、乳ガンが発見されてから五年経ちますが、朝早く夜遅い忙しい仕事にもかかわらず、その後は体調を崩すこともほとんどなく、精力的に活躍されておられます。

脳出血の右半身マヒから回復中

埼玉県熊谷市在住のO・Tさん（六四歳）はヨガのインストラクター。二年前、脳出血で倒れて救急搬送されました。ご自身は、原因として介護疲れやストレスがあったと振り返っておられます。後遺症により右半身がマヒ状態で退院され、その後、お茶の水クリニックを受診されました。

受診のきっかけを「病気になったら自然医食療法で治したいとずっと思っていました」と語るこの患者さんは、三〇年以上前、初めてのお子さんがアトピーだったため、いろいろと調べるうちに私の著作に出合ったそうです。五〇代のころから高血圧症と診断されていましたが、ずっとクスリは飲まないで過ごしておられました。

玄米菜食を徹底され、「本当に身体から毒素を出そう」という気持ちで、玄米ご飯は一口二〇〇回噛《か》んで食べ、毎日納豆、漬《つ》け物を摂ったそうです。また、右半身の感覚を取り戻すため、積極的に運動リハビリにも取り組まれ、その効果はめざましいものがありました。二年前の初診時は車椅子《いす》で来院されていましたが、一年半ほど後の来院時には、杖《つえ》だけで足取りもしっかりしている様子を、私も目《ま》の当《あ》たりにしています。

現在は、家の中では車椅子なしの生活になり、ヨガも一日三〇分から一時間くらいできるまでになりました。それどころか、海外旅行が可能なまでの回復ぶりで、「日本の寒い冬の間、暖《あたた》かいニュージーランドに在住する娘のところで三ヵ月ほど過ごすのが楽しみ」と話すまでになっています。

二年間の食事療法で大腸ガン克服

茨城県在住のN・Tさん（七九歳）は、元看護師さん。七年前、大腸ガンになり、病院で手術だけは受けたのですが、食事療法に取り組もうとしてお茶の水クリニックを受診されました。

そのきっかけは、看護学校時代の恩師から月刊誌『森下自然医学』を紹介されて、それを読んで自分なりに玄米食に取り組んでいたことにあります。自己流で食事療法に取り組んでいたものの、大腸ガンになったことで自己流の中途半端《ちゅうとはんぱ》な食事療法ではなく、完璧にやろうと決意したようです。

手術後の二年間は玄米食を徹底的に実践し、化学薬剤は極力避けられました。ビワ葉温圧灸などにも積極的に取り組み、外食時にはできるだけソバにしていました。

食事療法を開始してしばらくすると、湿疹《しっしん》が出たり、めまいや痛みがひどかったりする体質改善反応が出たようですが、やがて体調が安定して健康を取り戻されました。体調が安定した後も、肉、卵、乳製品、ケーキなどは食べたいとも思わないので、食べなくともストレスがまったくないそうです。

いまでは体調もよいため、この二年間はクリニックを受診していません。毎日、書道の印をつくる篆刻《てんこく》、油絵、水彩画、日本舞踊と、たくさんの趣味に取り組まれて充実した日々を送っていらっしゃいます。

（いずれも年齢は取材時）

おわりに　健康で長生きするための一〇ヵ条

さて、私も医師になって六五年になります。

最初の二〇年間は、大学の血液生理学教室で「食物と血液とガン」に関する動物および人体の実験研究に全力を注《そそ》ぎました。

当時、通勤・通学に使っていた新宿—甲府の中央線は、ときどき列車が石炭不足で途中駅に停車して動かなくなることもありました。それで私は、大学側と交渉して研究室に寝袋を持ち込み、ソファーを借りて寝泊まりしながら研究する許可をもらったものです。原則として、月曜から土曜日の間は実験に明け暮れました。日曜・祭日は「自然食講演会」です。

講演会では、食物・栄養・血液に関する動物実験や人体実験の結果を解説すると、聴衆のみなさんは大喜びでした。あちらこちらから講演依頼が殺到《さっとう》し、日曜・祭日の一日に、掛け持ちで三会場を巡《めぐ》ることもあったほどです。

同時に、若者たちのボランティア協力者も増えました。そんな彼らに、人体食事実験のモニターになってもらったりしました。そうした基礎研究があったからこそ、後半の臨床実践に活きてきたのだと思っています。

本書で詳しく解説したように、「自然医食療法」は栄養療法ではなく、新陳代謝《しんちんたいしゃ》療法です。〝ファスティング〟であり、むしろ「断食近似療法」というべきものです。

玄米と塩は、驚くほどの生命エネルギーを保有しています。当初から「玄米＋塩」が地上最強食であるとは気づいていましたが、その後、本書で紹介してきた「気能値（生命エネルギー値）」が測定できるようになって、その裏づけ研究をすることができました。

厳しい断食を継続すると命綱《いのちづな》が切れてしまいかねませんが、一般に命綱が切れる前にガンや慢性病は自然消去してくれます。その後、用心しながら復食します。頃合いを見計らいながら、上手に命を紡《つむ》いでいくことが「万病根治《こんち》のコツ」なのです。この〝サジ加減〟こそ臨床の極意といえます。

現在の医学や医療、さらにそれらに関した情報を発信するメディアを含め、さまざまな誤《あやま》った常識がまかり通っています。それに惑《まど》わされずに、希望どおりの結果を出していかなければなりません。

本書の最後に、そのためにぜひ実践していただきたい「健康で長生きするための一〇ヵ条」をまとめておきましょう。本編の繰り返しになるものもありますが、いずれも大切なことなので、しっかり覚えておいてください。

▼第一条　クスリに頼らない

「クスリ漬《づ》け医療」という言葉があるとおり、医療機関ではすぐにクスリが出されます。しかし、クスリを飲んでも、病気自体は根治しません。あくまで病気の諸症状を一時的に短期間抑えるだけなのです。症状をもたらしている「原因」を正さなければ病気は治りません。自分自身の生活を改善せずにクスリに頼ってもダメです。

▼第二条　クスリをありがたがる必要はない

医療機関でクスリを出してもらうと、つい安心してしまいがちです。日本人は「クスリ好き」ですが、クスリの効果などというものも、論文を捏造《ねつぞう》して事件になったように、もともと怪《あや》しいものが少なくないのです。

効果をでっち上げたとされるクスリは、たいてい製薬会社の〝ドル箱商品〟になっています。つまり、クスリは医療機関や製薬会社が金儲《かねもう》けのために押しつけるだけのものであって、患者さんがありがたがる必要などまったくありません。

▼第三条　すべてのクスリには副作用がある

人体にとってクスリはすべて人工的異物であり毒物です。摂取量によっては死亡したりすることもあります。死亡に至らない量であっても副作用はあるのです。医療機関で出されたからといって、危険性がないわけではありません。

▼第四条　合成化学物質は身体に有害である（薬毒）

副作用があるだけにとどまりません。漢方薬以外のクスリはほとんど合成化学物質です。身体に入ると細胞に取り込まれてしまう有害物質なのです。病気を治すどころか、むしろ病気を悪化させたり、また別の新しい難病を発症させたりします。

▼第五条　救急医療以外のクスリは控える

人間は自然治癒力を持っています。食事によって、その自然治癒力を回復させることが病気の根本治療になるのです。

症状に緊急性があって、一時しのぎが必要な救急医療は別として、クスリで症状を抑えようとする現代医療には限界があります。医者やクスリに頼らず自然治癒力を強化し、みずからの力で病気に打《う》ち克《か》ちましょう。

▼第六条　権威主義に惑わされない

患者という立場だと、医師のいうことは何でも信じてしまいがちです。しかし、科学的な根拠などないにもかかわらず、誤った方法を患者に指導するような医師もいます。そのような誤りがなぜ生じるのかという〝元〟をたどると、たいていはアメリカをはじめとする外国の、権威がありそうな理論の二番煎《せん》じだったりすることが多いのです。

日本の医学界には、欧米の学説といえばありがたがる傾向が存在します。たとえば、「塩分過多が高血圧、胃ガンの原因」などといわれます。しかし、これは欧米流の医学情報を鵜《う》呑《の》みにしているだけなのです。欧米人は肉食のため塩分過多になりやすいのですが、それならば肉食をやめればいいのです。塩分自体は、通常たくさんとっても血圧は上がりません。これは一〇九ページで示したとおりです。

塩分は適量を摂《と》る必要があります。免疫《めんえき》機能を高め、血管や細胞の組織機能を活性化するからですが、不足すると人間の体内では塩分をつくることはできません。逆に、不要分は排出されてしまいます。したがって減塩すると、体内自衛本能の「レニン・アンジオテンシン・アルドステロン系機能」が賦活されて、腎臓でのNa再吸収が促進され、血中Na量が高まるのと同時に血圧も上がり、生命維持が図られます。

合理的に考えれば、塩分は過不足なく摂取するよう勧めるべきで、不用意にセーブするのは誤りです。減塩指導する医師はたくさんいますが、そんな〝権威主義〟に惑わされたり従ったりしてはいけません。減塩・無塩は自殺行為です。

昭和三〇年代はじめから日本の自然食運動を展開してきた私の立場からいえば、現代日本人の塩分摂取量は多くありません。むしろ下がりすぎです。「塩分過剰による高血圧症多発」との医学的根拠がそもそも間違いです。私は、二十数年前から実験・研究を行ってきましたが、判明したのは「塩は原則として血圧を上げない」という事実でした（ただし、一〇〇人中一～二人の割合で存在する〝塩分感受性の高い人〟の場合は血圧上昇が起こりえます。この特殊例を一般化することから間違いが起こったのです）。

むしろ塩は、生命エネルギーである〝気《き》〟の動向から判断すると、脳や自律神経《じりつしんけい》、内臓組織そして自然治癒能力、免疫力などをしっかり増強させる食材だったのです。

一般に蔓延《まんえん》する風潮「減塩、禁塩」を続けていけば、やがて男性の女性化現象や低体温症、発達障害、あるいは認知症なども増えてきて、収拾のつかない事態になることは必定です。

▼第七条　メディア情報を鵜呑みにしない

テレビをはじめとするメディアの健康情報も要注意です。前項で示したような誤った情報を「医師のお墨《すみ》つきがあるから」と、そのまま流用しているだけのことが少なくありません。正しいかどうかのチェック機能などは働いていないのです。

さらに、メディアが「○○は身体にいい」と報ずる裏側には、たいていお金を出しているスポンサーの存在があることも忘れてはいけません。たとえば「野菜・果物は健康にいい」などというテレビ番組や雑誌記事は、食物繊維《せんい》サプリメントを売るための導入部分として都合よく取り上げられていたりします。

野菜や果物は、種類や食べる時期によっては身体を冷やすため、必ずしも健康に万能とはいえませんが、そんなことにはけっして触れようとしないのです。メディアの情報だからといって無批判に飛びつかず、本当に有益なものかどうかを冷静に判断してください。

▼第八条　栄養信仰、カロリー信仰に騙されない

現代栄養学や食育の大きな誤りは、カロリーを足し算で計算することができるとしているところです。一日に食べた食物のカロリーを合計し、そこから消費したカロリーを引いて、消費されなかったカロリーは脂肪として体内に残るので肥満する、というのです。

しかし、栄養を吸収する器官は腸です。腸内細菌の状態がよい人と、性状が悪い菌をたくさん持っている人とで、同じものを食べたとしても栄養効果はまったく異なってきます。

それだけではありません。食べるときの噛《か》む回数が違えば消化状態も変わりますし、精神状態によっては消化液の分泌も異なってきます。そもそも食品自体にしても、「ニンジン」といえば栄養学では一律のカロリーで計算しますが、実際のニンジンは土壌、日照時間、降雨量、栽培者の育成法など生育条件によって栄養分は千差万別です。

つまり、現代栄養学のように機械的に足し算しても、人間の身体が摂取した栄養の目安にはまったくならないということです。カロリーや栄養成分信仰を打ち捨て、食べ物が人間の身体とどう関わっているのかを、四次元・五次元的に根本から考え直すようにしなければなりません。

▼第九条　クスリより生活習慣を見直す

いわゆる生活習慣病だけでなく、すべて病気は生活習慣が原因です。

食事は人間の健康のカギを握っています。食事で病気になることもあれば、食事で病気を予防したり治療したりすることもできるのです。

穀菜食中心の食生活に切り替え、肉、牛乳、卵や三白《さんぱく》食品はやめましょう。そうすれば、きれいな血液になり、身体中の細胞が元気になります。現代医学は、食事によって病気を治せるという事実を否定しようとします。しかし、食事を見直すことによって病気は治りますし、予防することも可能です。

肉やインスタント食品をたくさん食べるなど食生活が正しくなく、やわらかいものばかり食べて嚙むことをせず、甘いものを間食する習慣があり、クルマにばかり乗って歩かず、あまり運動もしなければ、身体に不具合が生じて当然ではないでしょうか。

とくに、玄米など穀類をよく嚙んで食べるようにしましょう。やわらかいもの好きの現代人は、驚くほど嚙む回数が少なく、唾液が分泌されにくいため消化がうまくいきません。嚙む回数が増えれば、胃腸障害などは治ります。

また間食の習慣は、白砂糖や精白小麦粉、バターなどの摂取に繫《つな》がっているため、胃腸の調子を悪くしたり、身体の冷えを招いたりしがちです。間食をやめられない場合は、せめてナッツ類に替えましょう。

病院に行ってクスリをもらって安心できる人は相当に幸せ（？）な方です。それよりも、生活習慣を改めるのが先決です。

▼第一〇条　日本の伝統食品はクスリよりスゴイ

健康は腸でつくられます。グルジアの「マツォーニ」という発酵乳が長寿に貢献《こうけん》していることを紹介しましたが、腸内細菌の状態を整えることは健康・長寿の秘訣《ひけつ》です。ヨーグルトなどの発酵乳を積極的に摂って、乳酸菌を増やしましょう。ただし、発酵乳でもカスピ海ヨーグルトのように出自不明の偽物食品や、質の悪い牛乳からつくられたヨーグルトなどは避けるべきで、豆乳ヨーグルトのほうがお勧めできることはすでに述べたとおりです。

それ以上に忘れてはいけないのは、日本には味噌、醤油、漬《つ》け物、納豆など伝統的な発酵食品があることです。これらの伝統食品は、優れた腸内環境の整備力を持っており、クスリの毒素をも打ち消してくれます。

とくに良質の味噌は、酵母による整腸作用はもちろんのこと、アレルギー鎮静化、血流改善、スタミナアップ、美肌などの効果があります。日本古来の発酵食品が日本人の生活に浸透していたのは、それだけの理由があったからなのです。

若い人たちが、外国発のファーストフードなどに憧《あこが》れの気持ちを持ってしまうのはやむをえませんが、それが最近の若者の体質を弱くしています。もっと味噌汁を飲むべきです。

本書で見てきたとおり、「正しい食養生《しょくようじょう》」によって、病気は予防も治療も可能です。身体にさまざまな変化が表れてきたり、病気が起こってきたりするのは、多くが五〇代、六〇代からです。読者のみなさんが正しい情報を得て、健康で長生きしていただければと心から願っております。

編集協力　野田利樹

森下敬一

医学博士。お茶の水クリニック院長。1928年生まれ。1950年東京医科大学卒業後、生理学教室に入室、血液生理学専攻。新しい血液生理学を土台にした自然医学を提唱し、ガン・慢性病、難病に苦しむ数多くの人々を根治させ国際的評価を得ている、わが国自然医学の最高権威。国際自然医学会会長、中国・瀋陽薬科大学客員教授、吉林省氣功保健研究所客員教授(名誉所長)、グルジア・トビリシ国立医科大学名誉教授、旧ソ連グルジア・アブハジア・アルメニア各長寿学会名誉会員。

講談社+α新書 716-1 B

血液《けつえき》をきれいにして病気《びょうき》を防《ふせ》ぐ、治《なお》す

50歳からの食養生

森下敬一《もりしたけいいち》

2016年1月20日第1刷発行
2022年9月28日第7刷発行

発行者——鈴木章一

発行所——株式会社 講談社
東京都文京区音羽2-12-21 〒112-8001
電話 編集(03)5395-3522
販売(03)5395-4415
業務(03)5395-3615

カバー写真——©TongRo Images/Corbis/amanaimages

デザイン——鈴木成一デザイン室

カバー印刷——共同印刷株式会社

印刷——株式会社新藤慶昌堂

製本——牧製本印刷株式会社

本文データ・図版制作——講談社デジタル製作

KODANSHA

Printed in Japan
ISBN978-4-06-272925-3

講談社+α新書

格差社会で金持ちこそが滅びる	ルディー和子	人類の起源、国際慣習から「常識のウソ」を突き真の成功法則と日本人像を提言する画期的一冊	840円	698-1 C
天才のノート術 連想が連想を呼ぶマインドマップ®〈内山式〉超思考法	内山雅人	ノートの使い方を変えれば人生が変わる。マインドマップを活用した思考術を第一人者が教示	880円	699-1 C
イスラム聖戦テロの脅威 日本はジハード主義と闘えるのか	松本光弘	どうなるイスラム国。外事警察の司令塔の情報分析。佐藤優、高橋和夫、福田和也各氏絶賛！	920円	700-1 C
悲しみを抱きしめて 御巣鷹・日航機墜落事故の30年	西村匡史	悲劇の事故から30年。深い悲しみの果てに遺族たちが摑んだ一筋の希望とは。涙と感動の物語	890円	701-1 A
フランス人は人生を三分割して味わい尽くす	吉村葉子	フランス人と日本人のいいとこ取りで暮らせたら、人生はこんなに豊かで楽しくなる！	800円	702-1 A
専業主婦で儲ける！ サラリーマン家計を破綻から救う世界一シンプルな方法	井戸美枝	「103万円の壁」に騙されるな。夫の給料UP、節約、資産運用より早く確実な生き残り術	840円	703-1 D
75・5%の人が性格を変えて成功できる 心理学×統計学「ディグラム性格診断」が明かす〈あなたの真実〉	木原誠太郎×ディグラム・ラボ	怖いほど当たると話題のディグラムで性格タイプ別に行動を変えれば人生はみんなうまくいく	880円	704-1 A
10歳若返る！ トウガラシを食べて体をねじるダイエット健康法	松井薫	美魔女も実践して若返り、血流が大幅に向上!! 脂肪を燃やしながら体の内側から健康になる!!	840円	708-1 B
「絶対ダマされない人」ほどダマされる	多田文明	「こちらは消費生活センターです」「郵便局です」……ウッカリ信じたらあなたもすぐエジキに！	840円	705-1 C
熟成・希少部位・塊焼き 日本の宝・和牛の真髄を食らい尽くす	千葉祐士	牛と育ち、肉フェス連覇を果たした著者が明かす、和牛の美味しさの本当の基準とランキング	880円	706-1 B
金魚はすごい	吉田信行	かわいくて綺麗なだけが金魚じゃない。金魚が「面白深く分かる本」金魚ってこんなにすごい！	840円	707-1 D

表示価格はすべて本体価格（税別）です。本体価格は変更することがあります

講談社＋α新書

なぜヒラリー・クリントンを大統領にしないのか？
佐藤則男
グローバルパワー低下、内なる分断、ジェンダー対立。NY発、大混戦の米大統領選挙の真相。
880円 709-1 C

ネオ韓方 女性の病気が治るキレイになる「子宮ケア」実践メソッド
キム・ソヒョン
元ミス・コリアの韓方医が「美人長命」習慣を。韓流女優たちの美肌と美スタイルの秘密とは!?
840円 710-1 B

中国経済「1100兆円破綻」の衝撃
近藤大介
7000万人が総額560兆円を失ったと言われる今回の中国株バブル崩壊の実態に迫る！
760円 711-1 C

会社という病
江上剛
人事、出世、派閥、上司、残業、査定、成果主義……。諸悪の根源＝会社の病理を一刀両断！
850円 712-1 C

GDP4%の日本農業は自動車産業を超える
窪田新之助
2025年には、1戸あたり10ヘクタールに!! 超大規模化する農地で、農業は輸出産業になる！
890円 713-1 C

日本発「ロボットAI農業」の凄い未来 2020年に激変する国土・GDP・生活
窪田新之助
2020年には完全ロボット化!! 作業時間は9割減、肥料代は4割減、輸出額も1兆円目前
840円 713-2 C

中国が喰いモノにするアフリカを日本が救う 200兆円市場のラストフロンティアで儲ける
ムウェテ・ムルアカ
世界の嫌われ者・中国から〝ラストフロンティア〟を取り戻せ！ 日本の成長を約束する本!!
840円 714-1 C

インドと日本は最強コンビ
サンジーヴ・スィンハ
天才コンサルタントが見た、日本企業と人々の「何コレ!?」——日本とインドは最強のコンビ
840円 715-1 C

血液をきれいにして病気を防ぐ、治す 50歳からの食養生
森下敬一
なぜ今、50代、60代で亡くなる人が多いのか？ 身体から排毒し健康になる現代の食養生を教示
840円 716-1 B

OTAKU《オタク》エリート 2020年にはアキバ・カルチャーが世界のビジネス常識になる
羽生雄毅
世界で続出するアキバエリート。オックスフォード卒の筋金入りオタクが描く日本文化最強論
750円 717-1 C

男が選ぶオンナたち **愛され女子研究**
おかざきなな
なぜ吹石一恵は選ばれたのか？ 1万人を変身させた元芸能プロ社長が解き明かすモテの真実！
840円 718-1 A

表示価格はすべて本体価格（税別）です。本体価格は変更することがあります

講談社＋α新書

阪神タイガース「黒歴史」　平井隆司
伝説の虎番が明かす！　お家騒動からダメ虎誕生秘話まで、抱腹絶倒の裏のウラを全部書く!!
840円 719-1 C

ラグビー日本代表を変えた「心の鍛え方」　荒木香織
「五郎丸ポーズ」の生みの親であるメンタルコーチの初著作。強い心を作る技術を伝授する
840円 720-1 A

SNS時代の文章術　野地秩嘉
「文章力ほんとにゼロ」からプロの物書きになった筆者だから書けた「21世紀の文章読本」
840円 721-1 C

ゆがんだ正義感で他人を支配しようとする人　梅谷薫
SNSから隣近所まで、思い込みの正しさで周囲を操ろうと攻撃してくる人の心理と対処法!!
840円 722-1 A

男が働かない、いいじゃないか！　田中俊之
注目の「男性学」第一人者の人気大学教員から若手ビジネスマンへ数々の心安まるアドバイス
840円 723-1 A

爆買い中国人は、なぜうっとうしいのか？　陽陽
「大声で話す」「謝らない」「食べ散らかす」……日本人が眉を顰める中国人気質を解明する！
840円 724-1 C

キリンビール高知支店の奇跡　勝利の法則は現場で拾え！　田村潤
アサヒスーパードライに勝つ！　元営業本部長が実践した逆転を可能にする営業の極意
780円 725-1 C

LINEで子どもがバカになる　「日本語」大崩壊　矢野耕平
感情表現は「スタンプ」任せ。「予測変換」で文章も自動作成。現役塾講師が見た驚きの実態！
840円 726-1 A

新しいニッポンの業界地図　みんなが知らない超優良企業　田宮寛之
日本の当たり前が世界の需要を生む。将来有望な約250社を一覧。ビジネスに就活に必読！
840円 728-1 C

業界地図の見方が変わる！　無名でもすごい超優良企業　田宮寛之
世の中の最先端の動きを反映したまったく新しい業界分類で、240社の活躍と好況を紹介！
840円 728-2 C

運が99%戦略は1%　インド人の超発想法　山田真美
世界的CEOを輩出する名門大で教える著者が迫る、国民性から印僑までインドパワーの秘密
860円 729-1 C

表示価格はすべて本体価格（税別）です。本体価格は変更することがあります

講談社+α新書

18歳の君へ贈る言葉
柳沢幸雄
名門・開成学園の校長先生が生徒たちに話していること。才能を伸ばす36の知恵。親子で必読！
800円 738-1 C

本物のビジネス英語力
久保マサヒデ
ロンドンのビジネス最前線で成功した英語の秘訣を伝授！　この本でもう英語は怖くなくなる
780円 739-1 C

選ばれ続ける必然　誰でもできる「ブランディング」のはじめ方
佐藤圭一
商品に魅力があるだけではダメ。プロが教える選ばれ続け、ファンに愛される会社の作り方
840円 740-1 C

歯はみがいてはいけない
森昭
今すぐやめないと歯が抜け、口腔細菌で全身病になる。カネで歪んだ日本の歯科常識を告発!!
840円 741-1 B

やっぱり、歯はみがいてはいけない　実践編
森昭
森光恵
日本人の歯みがき常識を一変させたベストセラーの第2弾が登場！「実践」に即して徹底教示
840円 741-2 B

一日一日、強くなる　伊調馨の「壁を乗り越える」言葉
伊調馨
オリンピック4連覇へ！　常に進化し続ける伊調馨の孤高の言葉たち。志を抱くすべての人に
800円 742-1 C

50歳からの出直し大作戦
出口治明
会社の辞めどき、家族の説得、資金の手当て。著者が取材した50歳から花開いた人の成功理由
840円 743-1 C

財務省と大新聞が隠す本当は世界一の日本経済
上念司
財務省のHPに載る七〇〇兆円の政府資産は、誰の物なのか!?　それを隠すセコ過ぎる理由は
880円 744-1 C

習近平が隠す本当は世界3位の中国経済
上念司
中国は経済統計を使って戦争を仕掛けている！中華思想で粉飾したGDPは実は四三七兆円!?
840円 744-2 C

経団連と増税政治家が壊す本当は世界一の日本経済
上念司
企業の抱え込む内部留保450兆円が動き出す。デフレ解消の今、もうすぐ給料は必ず上がる!!
860円 744-3 C

考える力をつける本
畑村洋太郎
企画にも問題解決にも。失敗学・創造学の第一人者が教える誰でも身につけられる知的生産術
840円 746-1 C

表示価格はすべて本体価格（税別）です。本体価格は変更することがあります

講談社＋α新書

日本人だけが知らない砂漠のグローバル大国UAE
加茂佳彦
なぜ世界のビジネスマン、投資家、技術者はUAEに向かうのか？ 答えはオイルマネー以外にあった！
840円 756-1 C

金正恩の核が北朝鮮を滅ぼす日
牧野愛博
格段に上がった脅威レベル、荒廃する社会。危険過ぎる隣人を裸にする、ソウル支局長の報告
860円 757-1 C

おどろきの金沢
秋元雄史
伝統対現代のバトル、金沢旦那衆の遊びっぷり。よそ者が10年住んでわかった、本当の魅力
860円 758-1 C

「ミヤネ屋」の秘密 大阪発の報道番組が全国人気になった理由
春川正明
なぜ、関西ローカルの報道番組が全国区人気になったのか。その躍進の秘訣を明らかにする
840円 759-1 C

一生モノの英語力を身につけるたったひとつの学習法
澤井康佑
「英語の達人」たちもこの道を通ってきた。読解から作文、会話まで。鉄板の学習法を紹介
840円 760-1 C

茨城 vs. 群馬 北関東死闘編
全国都道府県調査隊 編
都道府県魅力度調査で毎年、熾烈な最下位争いを繰りひろげてきた両者がついに激突する！
780円 761-1 C

ポピュリズムと欧州動乱 フランスはEU崩壊の引き金を引くのか
国末憲人
ポピュリズムの行方とは。反EUとロシアとの連携。ルペンの台頭が示すフランスと欧州の変質
860円 763-1 C

脂肪と疲労をためる ジェットコースター血糖の恐怖 人生が変わる一週間断糖プログラム
麻生れいみ
ねむけ、だるさ、肥満は「血糖値乱高下」が諸悪の根源！ 寿命も延びる血糖値ゆるやか食事法
840円 764-1 B

超高齢社会だから急成長する日本経済 ２０３０年にGDP７００兆円のニッポン
鈴木将之
旅行、グルメ、住宅…新高齢者は１０００兆円の金融資産を遣って逝く↓高齢社会だから成長
840円 765-1 C

歯は治療してはいけない！ **あなたの人生を変える歯の新常識**
田北行宏
歯が健康なら生涯で３０００万円以上得!? 認知症や糖尿病も改善する実践的予防法を伝授！
840円 766-1 B

50歳からは「筋トレ」してはいけない 何歳でも動けるからだをつくる「骨呼吸エクササイズ」
勇﨑賀雄
人のからだの基本は筋肉ではなく骨。日常的に骨を鍛え若々しいからだを保つエクササイズ
880円 767-1 B

表示価格はすべて本体価格（税別）です。本体価格は変更することがあります